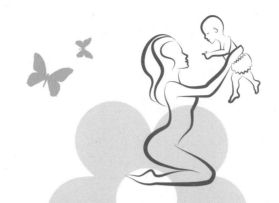

图解按摩催乳

主编　大嘴妈妈育婴工作室

中国医药科技出版社

图书在版编目（CIP）数据

图解按摩催乳 / 大嘴妈妈育婴工作室主编 . — 北京：中国医药科技出版社，
2014.6

ISBN 978-7-5067-6782-8

Ⅰ . ①图… Ⅱ . ①大… Ⅲ . ①催乳 – 图解 Ⅳ . ① R271.43–64

中国版本图书馆 CIP 数据核字（2014）第 080548 号

美术编辑　　陈君杞

出版　中国医药科技出版社
地址　北京市海淀区文慧园北路甲 22 号
邮编　100082
电话　发行：010-62227427 邮购：010-62236938
网址　www.cmstp.com
规格　710×1020mm　$^{1}/_{16}$
印张　$8^{3}/_{4}$
字数　68 千字
版次　2014 年 6 月第 1 版
印次　2024 年 4 月第 8 次印刷
印刷　北京印刷集团有限责任公司
经销　全国各地新华书店
书号　ISBN 978-7-5067-6782-8
定价　22.00 元
本社图书如存在印装质量问题请与本社联系调换

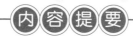

内容提要

　　母乳不足，新妈妈往往心急如火。目前催乳的方法主要通过中药、按摩和催乳汤。按摩催乳的原则是理气活血，舒筋通络。多采用点、按、揉、拿等基本手法，可促进局部毛细血管扩张，增加血管通透性，加快血流速度，改善局部的血液循环，有利于乳汁的分泌和排出。同时，通过按摩而疏肝健脾，活血化瘀，安神补气，通经行气以调节人体脏腑功能，达到促进组织器官新陈代谢，促进乳汁分泌的目的，以满足婴儿的需求。

　　本书通过催乳的那些事、按摩催乳有奇效、特殊情况的催乳按摩和产后乳房保健四个方面对按摩催乳进行了系统的介绍，是一本帮助新妈妈和宝宝的实用催乳参考书。

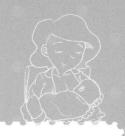

前　言

　　母乳对于宝宝来说，是任何食物都不能比拟的最佳食品。很多太太都面临母乳不足的情况，新爸爸们真是看在眼里急在心里。怎样才能改变这种状况呢？按摩催乳提供了一个很好的解决方法。

　　按摩催乳的原则是理气活血，舒筋通络。多采用点、按、揉、拿等基本手法，可促进局部毛细血管扩张，增加血管通透性，加快血流速度，改善局部的血液循环，有利于乳汁的分泌和排出。同时，通过按摩而疏肝健脾，活血化瘀，安神补气，通经行气以调节人体脏腑功能，达到促进组织器官新陈代谢，促进乳汁分泌的目的，以满足婴儿的需求。

　　本书通过催乳的那些事、按摩催乳有奇效、特殊情况的催乳按摩和产后乳房的保健四个方面对按摩催乳进行了系统的介绍，是一本帮助新妈妈和宝宝的实用催乳参考书。

　　本书内容全面、细致，涵盖了按摩催乳的各个方面，既有理论的阐述，又有具体方法的介绍；形式上文、图、表并茂，排版形式活泼，方便读者阅读理解。本书集实用性、科学性、通俗性、新颖性于一体，适合大众人群、健康爱好者、医学从业及爱好者等阅读参考。

编者

2014 年 3 月

第一章
催乳的
那些事

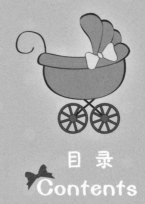

目 录
Contents

第二章
按摩催乳
有奇效

第一章

催乳的那些事

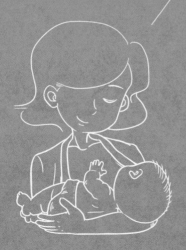

乳房的外部结构有三部分

　　乳房是女性的特殊特征，因种族，年龄，哺乳期前后及生长发育期而发生变化，乳房位于两侧胸廓的胸大肌前方。乳房的外部结构包括乳头、乳晕、乳房体三部分。

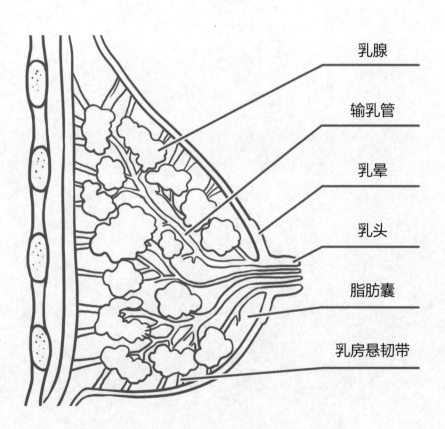

乳腺

输乳管

乳晕

乳头

脂肪囊

乳房悬韧带

1. 乳头

乳房的中心部位是乳头，呈筒状或圆锥状，表面呈粉红或棕色，乳头的直径为0.8～1.5厘米，高出乳房1～2厘米。

扁平乳头	乳头长度小于0.5厘米以下
小乳头	乳头长度和直径都小于0.5厘米以下
凹陷乳头	乳头凹陷在乳晕中无法突出外部
大乳头	乳头直径大于2.5厘米

乳头的表面覆盖着复层鳞状角质上皮，上皮层很薄，乳头有致密的结缔组织和平滑肌组成，平滑肌层呈环形排布，当有刺激时，乳头可以勃起，乳头上有6~10个通道，是乳汁外泄的通道，乳房上分布着丰富的血管、淋巴及神经，对乳房起到营养和新陈代谢的作用。

2. 乳晕

乳头周围有一圈色素沉着的皮肤叫乳晕，呈玫瑰红色、褐色或深褐色。怀孕后乳晕颜色加深，皮脂腺肥大呈结节状隆起，称之为蒙氏结节，其分泌物具有护肤、润滑的作用。

3. 乳房体

乳头以下的呈半球状或圆锥形的部分。

乳房的内部结构

乳房的内部主要由乳腺体、乳腺导管、脂肪组织和纤维组织等构成。

1. 乳腺体

乳腺体有分泌乳汁的作用。是乳房的主要结构。它由15～20个腺体组成，这些腺叶以乳头为中心，呈放射状排列。每个腺叶分成若干个腺小叶，每个小叶又由10～100个腺泡组成。就像一串葡萄。这些腺泡紧密排列在小乳管周围，腺泡的开口与小乳管相连。

2. 乳腺导管

有输送乳汁的作用，多个小乳管汇集成小叶间乳管，多个小乳管再汇集成一根整个腺叶的乳腺导管，乳腺导管又名输乳管。输乳管在乳头处较为狭窄，继之膨大为壶腹，称之为输乳管窦，有存乳的作用。

3. 纤维组织

纤维组织起固定和支撑的作用。其中主要是乳房悬韧带，一方面固定乳房，另外一方面又使得乳房有一定的移动性。

4. 脂肪组织

脂肪组织决定乳房的大小。乳房内的脂肪组织呈囊状包于乳腺周围，称为脂肪囊。

乳腺的静止期与活动期

乳腺于青春期开始发育，其结构随年龄和生理状况的变化而异。妊娠期和授乳期的乳腺分泌乳汁，称活动期乳腺；无分泌功能的乳腺，称静止期乳腺。

1. 静止期

静止期乳腺是指未孕女性的乳腺，腺体不发达，仅见少量导管和小的腺泡，脂肪组织和结缔组织丰富，在排卵后，腺泡和导管略有增生。

2. 活动期

妊娠期在雌激素和孕激素的作用下，乳腺的小导管和腺泡迅速增生，腺泡增大，上皮为单层柱状或立方细胞，结缔组织和脂肪组织相应减少。至妊娠后期，在垂体分泌的催乳激素的影响下，腺泡开始分泌。哺乳期乳腺结构与妊娠期乳腺相似，但腺体发育更好，腺泡腔增大。腺泡处于不同的分泌时期，有的

图解按摩催乳

腺泡呈分泌前期，腺细胞呈高柱状；有的腺泡处于分泌后期，细胞呈立方形或扁平形，腺腔充满乳汁，腺细胞内富含粗面内质网和线粒体等，呈分泌状态的腺细胞内有许多分泌颗粒和脂滴。

断乳后，催乳激素水平下降，乳腺停止分泌，腺组织逐渐萎缩，结缔组织和脂肪组织增多，乳腺又转入静止期。绝经后，体内雌激素及孕激素水平下降，乳腺组织萎缩退化，脂肪也减少。

揭开乳汁产生的秘密

催乳素是由脑垂体前叶嗜酸细胞分泌的一种蛋白质激素，主要作用是促进乳房的发展、发动和维持泌乳。夜间哺乳分泌的催乳素是白天分泌量的十倍。

妊娠后母体内的孕激素、雌激素的水平提高，作用于乳房，使乳腺体、导管增生、发育，但是孕激素、雌激素对乳腺体的发育成熟和泌乳不能单独发挥作用，必须在垂体分泌的催乳素才能让乳腺发育成熟并启动泌乳，而大量的孕激素、雌激素和催乳素竞争乳房受体，使催乳素发挥作用不大。分娩后由于体内的雌激素孕激素突然下降，再加上宝宝吸吮刺激乳房大量的催乳素开始作用于乳腺体分泌乳汁。

乳汁分四种

按照乳汁产生的先后，乳汁可以分为四种：

1. 初乳

- 分娩后7天内分泌的乳汁为初乳。初乳是透明、黄色或淡黄色的，外观稀薄、发黏，量少，但质量高、营养好。
- 有丰富的免疫球蛋白。
- 有丰富的维生素，特别是维生素A维生素C。
- 含有较少的脂肪和乳糖，更适合新生儿吸收。
- 含有大量的生长因子，尤其是上皮因子，能促进新生儿胃肠道、肝脏及其他组织地迅速发育成熟。
- 有轻泻的作用。

2. 过渡乳

产后7~14天分泌的乳汁称之为过渡乳。此时乳汁颜色逐渐变白，奶量不断增加，蛋白质逐渐减少，脂肪、乳糖逐渐增加，是初乳向成熟乳的过渡。

3. 成熟乳

产后14天~9个月分泌的乳汁，乳汁呈白色，蛋白质不再下降，脂肪和乳糖增加到最高限度，各种营养成分比较稳定。

4. 晚乳

产后10个月以后分泌的乳汁，奶量和营养成分逐渐减少。

母乳是宝宝最好的食物

母乳含有婴儿生长发育所需要的各种营养物质。尽管科学家与营养学家不遗余力地改良乳制品，使其营养价值尽量接近母乳，但始终无法取代母乳的地位。

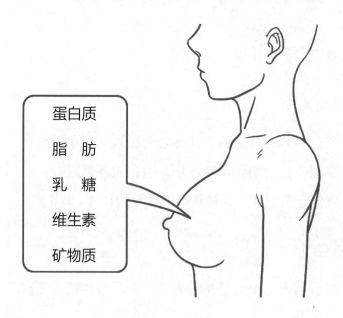

蛋白质

脂　肪

乳　糖

维生素

矿物质

1. 母乳与牛奶的营养对比有以下特点

蛋白质	母乳以乳蛋白为主，遇到胃酸后形成凝块小，利于消化，牛奶以酪蛋白为主，遇到胃酸后形成的凝块较大，不易于消化。母乳中蛋白质虽然比牛奶中少，但却是最合适婴儿的。同时母乳中的蛋白质还有抑菌作用，能提高叶酸、维生素B_{12}、维生素D的利用率
氨基酸	母乳含有较多的牛磺酸，它能促进大脑的发育，对神经的传导、视觉的完善、钙的吸收有良好的作用。氨基酸主要通过肝脏合成，新生儿的肝脏发育不完善不能合成，需要通过母乳来添加
脂肪	母乳里脂肪球较小，且含有各种消化酶，有助于脂肪的消化；母乳中脂肪的数量及种类都比牛奶高，特别是必需脂肪酸和α-亚麻酸及其衍生物二十二碳六烯酸（DHA）对婴儿智力发育至关重要
乳糖	母乳里乳糖含量高且主要以乙型乳糖为主，它有间接抑制大肠杆菌生长的作用，牛奶以甲型乳糖为主，它能间接促进大肠杆菌生长
矿物质	母乳里的钙磷比例为2：1，最适合宝宝的吸收，牛奶的钙磷比例为1：2，不易于宝宝的吸收
微量元素	母乳里的微量元素比较丰富且吸收率较高
抗体	抗体是母乳中特有的成分，在宝宝的免疫系统未发育完全时，可以抵御疾病和抗过敏

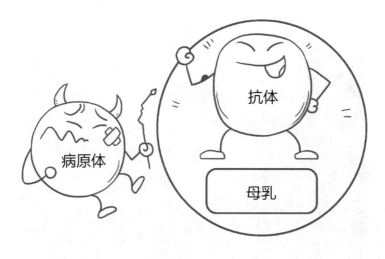

抗体

病原体

母乳

2. 母乳喂养对宝宝的好处

● 安全、经济、方便，不需消毒、不需加热。

● 提高宝宝的免疫力，减少感染性疾病的发生。

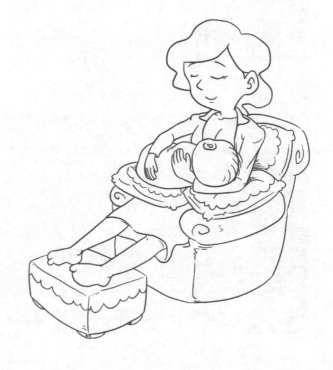

母乳中的抗体可以保护宝宝，特别是可以防止宝宝呼吸道和消化道的感染。

● 减少过敏的发生。因为配方奶粉容易产生过敏，而母乳是宝宝的天然食品，所以可以减少过敏的发生。

● 营养丰富且易消化、吸收。

● 提高宝宝的情商和智商。

● 能使宝宝长得更漂亮。

● 哺乳时可以促进母子感情。

● 可以减少宝宝成年后患心血管、肥胖症的概率。

3. 母乳喂养对妈妈的好处

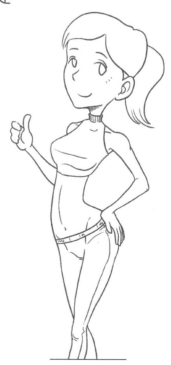

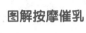

● 促进乳母的康复。

● 有助于产后恢复体型。

● 减少乳母患乳腺癌和卵巢癌的发生率。

● 延迟更年期的到来。

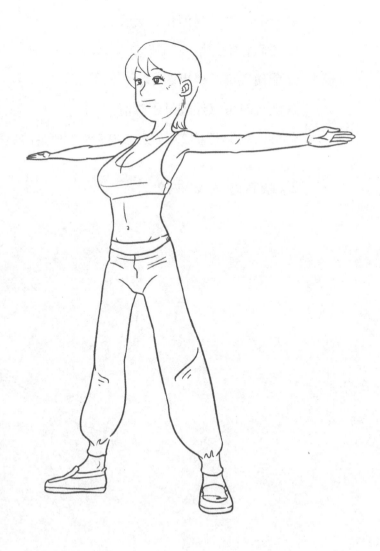

寻找母乳不足的原因 🦋

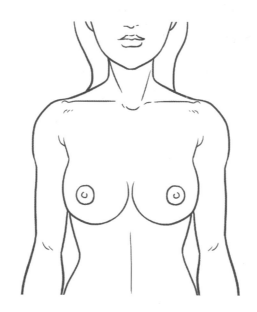

（一）假性乳少

（1）心理因素

● 产妇分娩时心理、体力消耗很大，或因会阴切开术、剖宫产造成切口疼痛而使产妇得不到充分的休息，心情急躁，影响乳汁分泌，使射乳减少。

● 部分产妇由于产后激素的突然改变或出生的婴儿不是自己期盼的性别而出现产后忧郁。

● 有些年轻产妇因担心母乳喂养后乳房形状改

变，影响身材美观而拒绝哺乳，对泌乳产生负

面心理暗示而减少泌乳。

（2）不正确的哺乳姿势。

（3）过早大补，乳汁黏稠。

（4）大龄产妇，输乳管淤积堵塞。

（5）乳头或导管发育不良，排乳不畅，乳汁淤积。

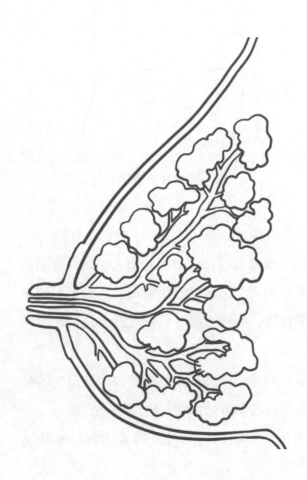

（二）真性乳少

　　气血两虚，表现为乳房松弛、奶水稀少、清透，产妇说话有气无力，精神不振，也有部分产妇是由于剖宫产失血引起。

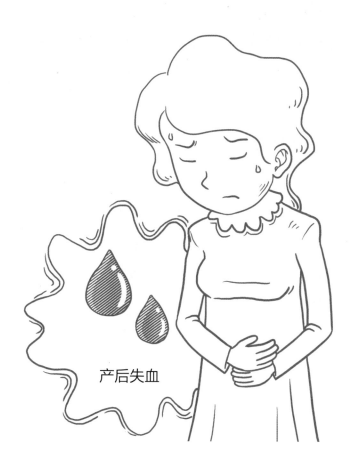

产后失血

注意： 务必分清真假性，方可对症治疗。

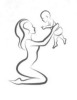

母乳喂养八建议

母乳喂养不论是对新生宝贝的成长发育，还是对于新妈妈的身体恢复都有好处，新妈妈也希望产后能够用自己的乳汁哺喂宝贝。但在实际生活中仍然有许多妈妈遇到一些难题，怎样成功进行母乳喂养，新妈妈既要有充足的信心，还要掌握正确的方法。

1. 分娩后尽早开奶

产后30分钟即可开奶，新生儿与妈妈同室同床，以便以不定时、不定量的哺乳原则按需喂养，使宝贝得到最珍贵的初乳。虽然新妈妈可能身心疲惫，乳房也不感到胀，但一定要及早让宝贝吸吮乳房，以免失去最佳时机。

2. 保持心情舒畅

焦虑情绪所产生的荷尔蒙，会影响乳汁的正常分泌，造成恶性循环。所以，当出现母乳分泌问题时，家人要及时宽慰新妈妈，不要再施加心理压力；新妈妈自己也要学会调节心理，放松心情，着急只会使情况更糟。

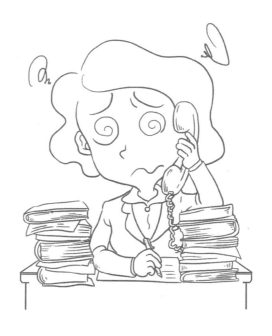

3. 学会了解小宝贝

　　新妈妈因为没有育儿经验，往往宝贝一哭就手忙脚乱，总认为是饿了。其实宝贝哭，即便是频繁地寻找奶头，也并不一定就是因为饿了。当宝贝哭起来，先不要急着喂，看看他是不是有其他的要求，比如："需要母亲的怀抱"即使是新生儿，也非常渴望母亲怀抱着自己，感受母亲的肌肤和体温，那会让他感到十分安全；"尿布湿了，非常不舒服"；"环境温度过高、过低或过于嘈杂；或者是穿得太多（少），感觉太热（冷）了"；"身体不适，可能是吃奶时肚子里进了气等"；如果新妈妈心神不定或心情烦躁，也会导致小宝贝焦躁不安。

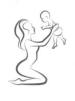

4. 不要过于拘泥于时间表

"定时哺喂"并不适用于新生儿，应该提倡"按需哺喂"。母乳本身比奶粉容易消化，母乳喂养的宝贝吃奶次数比奶粉喂养的频繁。经常有这样的情况：宝贝吸着吸着小嘴松开了乳头，可能是吸累了或其他原因，但妈妈以为是吃饱了，就将他放回小床。不一会儿宝贝又醒了，哭着要吃，这个时候如果坚持"定时哺喂"的观念，就会陷入困境，不仅使宝贝不能及时满足，还会使妈妈情绪紧张，直接影响乳汁分泌。所以建议在产后一两个月，只要宝贝饿了，就应当给他喂奶，此阶段及时满足比培养好习惯更重要。

5. 耐心等待

母乳的分泌确实因人而异。乳汁的分泌是在垂体激素的催乳激素作用下开始的，但它功能的发挥会受从胎盘排出的一些激素的抑制，一旦这些抑制降低或消除，乳汁分泌就不成问题了。有些新妈妈可能会持续几天受这种抑制激素的影响，需要树立信心，耐心等待。坚持让宝贝吸吮乳头，不要以为这是在做无用功，这样做的目的是保证对乳腺的刺激，坚持几天就会有奶的。

6. 营养睡眠两不误

（1）分娩后产妇应注意保证饮食全面，以保证"奶源的优质"。在整个哺乳期间，母体日摄入能量不应低于5000焦耳，如果低于这个数乳汁分泌量将会大大降低。多喝一些能催乳的汤类，如炖排骨汤、炖鸡汤、炖猪蹄、豆腐汤、青菜汤等；在两餐之间最好饮水或其他饮料。如果少奶或无奶，千万不要轻易放弃，不妨请医生推荐一些催乳特餐或药膳。

优质母乳必需的营养物质：

- 充足的碳水化合物：妈妈和宝宝能量的来源。米、面、杂粮、土豆、红薯等含有丰富的碳水化合物，哺乳期间要比平日多吃些。

- 优质的蛋白：蛋白质是宝宝生长发育的基础。鱼、禽、肉及动物内脏、蛋、奶及豆制品等可以提供优质的蛋白质。

- 适量的脂肪：脂肪不但可以提供能量，还可以提供脂肪酸，参与婴儿的大脑发育。

- 足够的矿物质：瘦肉、血豆腐、肝等含铁的食物可预防乳母贫血；牛奶、豆类、芝麻酱等含钙食物可促进宝宝骨骼的生长发育；海带、紫菜等海产品可以提供碘。

- 必须的维生素：深绿色，黄红色蔬菜及水果，可提供维生素A；适当的晒太阳可补充维生素

D；瘦肉，蛋，肝，粗粮，蘑菇等可提供维生素B；新鲜水果特别是鲜枣、山楂、猕猴桃等含维生素C非常丰富。

母乳妈妈需要当心的食物

食物	宝宝可能出现的不适	专家点评
圆白菜 洋葱 大蒜 黄瓜	打嗝，情绪易波动。症状通常会持续一天以上，之后自行消失	圆白菜、洋葱、大蒜、花椰菜等蔬菜含大量的膳食纤维，由于婴儿胃肠道功能尚不完善，不宜直接摄入这类蔬菜，但如果摄入适量，对于补充乳母的维生素含量及预防便秘方面有一定的效果
牛奶制品（奶酪等）鸡蛋 小麦 玉米 鱼 大豆 花生	腹泻、皮疹、打嗝、流鼻涕、咳嗽或者局部充血等过敏症状	有家族过敏史的新生儿母亲应在哺乳期避免食用牛奶、鸡蛋、鱼、花生、坚果等；如果无过敏史的乳母可以补充适量的牛奶及优质蛋白以满足机体营养需要

食物	宝宝可能出现的不适	专家点评
橙子 柚子 橘子	呕吐、腹泻、皮疹、流涕等	橙、柚、橘等水果富含维生素C，对于乳母补充维生素有一定意义，至于其刺激性则因人而异，不同体质的人有不同的反应，生活中可视具体状况而定
巧克力	巧克力含有可可碱，可能对宝宝的胃产生刺激。可能出现腹泻等不适	如乳母过多食用巧克力，对婴儿发育可能会产生不良影响。巧克力所含的可可碱可能会伤害婴儿的神经系统，并出现肌肉松弛，排尿量增加等，导致婴儿消化不良，睡眠不稳；另外，进食过多的巧克力还会影响食欲，造成乳母营养摄入不足

　　妈妈吃的食物经过消化进入到母体的血液循环，其中一部分会进入乳汁中。虽然这个量是相当微小的，但是对于刚刚出生不久身体很敏感的宝宝来说，已足以对他们产生影响。除了辣椒、咖啡这种很刺激的食物之外，还有很多看上去很安全的食物也可能会影响到的乳汁的质量，导致宝宝产生一些反应。

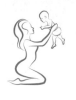

（2）休息好、保证充足的睡眠也是促进乳汁分泌的一个重要因素，新妈妈在照顾小宝贝的同时，要学会抓紧每时每刻睡上一会儿。

7. 母乳不是万能的

母乳是新生儿最好的食物，但并不是说吃了母乳就万事大吉了。宝贝也会出现这样那样的"情况"，比如看上去不如其他的孩子胖，或长得有些慢，这不一定就是母乳的过错。应该细心观察，找原因、想办法。

8. 不要过于担心宝贝

新生儿在吃奶时经常会睡着，这是正常现象。一般在刚开始喂奶时，宝贝是不会睡觉的。当他逐渐吃饱后，就会减慢吸奶的速度，渐进梦乡。因此不用担心他吃得不够量。为了避免吃奶时睡觉，妈妈喂奶时，一定要和宝贝有情感交流。如面带微笑，用慈爱的目光注视着他，轻轻抚摸他的小手和头发，拉拉小耳朵，和他亲切地对话（尽管他听不懂）。这时，他会注视着母亲，自然就不会睡觉了。

健康的足月新生儿一般2~3小时喂奶一次，最初每次吸吮时间不超过5分钟，然后逐渐增长。若每次哺乳后宝贝能安静，并且每周的体重增长正常，就说明吃饱了。孩子一旦吃饱，多给一口也不会吃的，而如果没有吃饱，一定会哭叫以示抗议。

避开母乳喂养的误区和禁忌

（一）母乳喂养的误区

误区一

人工奶粉可以代替母乳。牛奶和配方奶粉无法与母乳相比。

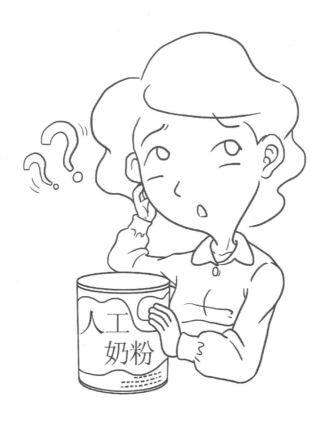

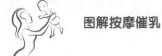

误区二

产后越补越好。过度的营养反而不利于乳汁的分泌，导致乳汁黏稠淤滞，甚至可以造成乳腺炎。应该科学饮食，而不是一味补养。

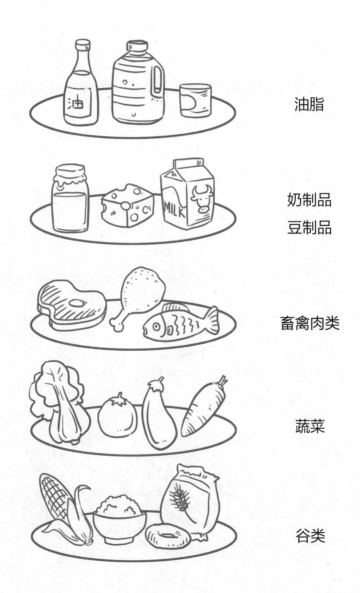

油脂

奶制品
豆制品

畜禽肉类

蔬菜

谷类

误区三

越早给宝宝混合喂养越好。过早和过度给宝宝喂养人工奶粉，宝宝吸乳的机会就会减少，不利于母乳的分泌。

（二）母乳喂养的三个禁忌

1. 忌哺乳前喂养

在母亲第一次喂母乳前给新生儿糖水或配方奶，称为"哺乳前喂养"。哺乳前喂养的严重性。

（1）新生儿不愿吃妈妈的奶：哺乳前喂养会使新生儿产生"乳头错觉"（奶瓶的奶头比母亲的奶头容易吸吮），还会因为奶粉冲制的奶比妈妈的奶甜，而使新生儿不再爱吃妈妈的奶，造成母乳喂养失败。

（2）母亲将身心受损：新生儿减少对母乳的吸吮，会使母亲产生一种错觉，误认为自己奶水不够，造成心理压力。一旦新生儿抵制母乳，母亲很容易形成失落感和挫败感，且新生儿不愿吃母乳，乳母易发生奶胀和乳腺炎。

2. 忌轻易放弃哺乳

母乳是母婴之间的血脉纽带。母乳的好处人尽皆知，妈妈们也都清楚母乳喂养对孩子的发育是有极大帮助的。宝宝拒绝母乳的可能性有以下几个方面。

	临床表现	解决办法
①患病	新生儿除了拒绝吃奶外，还伴有呕吐、腹泻、黄疸、痉挛	这时应将新生儿带到医院就诊
②鼻腔或口腔有问题	如新生儿感冒引起鼻塞，或患鹅口疮	鼻塞应该疏通鼻腔；鹅口疮可用制霉菌素或龙胆紫涂在小儿口腔内，每日3次
③吸乳能力差	体重低于1800克的新生儿，可能发生吸吮困难	可以将挤出来的奶用杯和匙喂给新生儿，直到新生儿吸吮能力增强为止
④新生儿和母亲分开过	新生儿出生后由于母亲生病或上班，使母婴分开一段时间，可能会出现新生儿拒奶情况	根据宝宝的脾性，以妈妈的耐心和爱心，尝试在各个时间段、各种环境中唤起孩子对母乳的渴望

3. 忌生气时哺乳

人在生气发怒时，可兴奋交感神经系统，使其末梢释放出大量的去甲肾上腺素，同时肾上腺髓质也过量分泌肾上腺素。这两种物质在人体如分泌过多，就会出现心跳加快、血管收缩、血压升高等症状，危害乳母健康。母亲经常性地生气发怒后，体内就分泌出有害物质。若"有毒"乳汁经常被婴儿吸入，会影响其心、肝、脾、肾等重要脏器的功能，使孩子的抗病能力下降，消化功能减退，生长发育迟滞。还会使孩子中毒而长疮疖，甚至发生其他病变。

正确哺乳的姿势

（一）正确的姿势

哺乳的姿势有三种，妈妈可以根据自己和宝宝的情况来选择最适合的姿势。

1. 摇篮式

这种姿势适合在公开场合给宝宝喂奶。妈妈端坐在凳子上，把宝宝的头放在右臂的弯曲处，让宝宝平躺着，宝宝嘴巴位置与妈妈的乳晕大体平行，胸部、腹部、膝盖都朝向妈妈，让宝宝的下臂（即左臂）环绕妈妈。喂奶时，不要让宝宝的鼻子埋在妈妈的乳房里，但也不能让宝宝的头和颈过度的伸张，造成吸吮、吞咽困难。

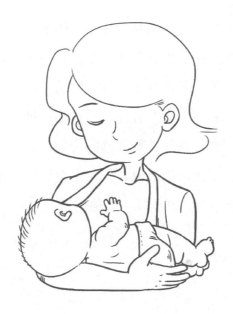

2. 侧卧式

这种姿势适合需要休息的妈妈，特别是剖宫产的妈妈。妈妈向右侧躺着，让宝宝的嘴和妈妈右边的乳房平行，用右臂抱着宝宝。注意千万别压着宝宝的手臂。

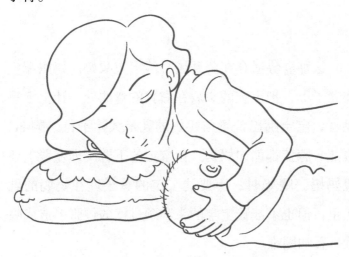

3. 抱足球式

这种喂奶方式对宝宝体形较小、妈妈乳房较大者适用。把宝宝抱在右臂下，右手托着宝宝的头和颈部，宝宝面向着妈妈，紧挨着妈妈的身体，妈妈用左手固定住右乳房，放进宝宝的嘴里，让他吸吮。

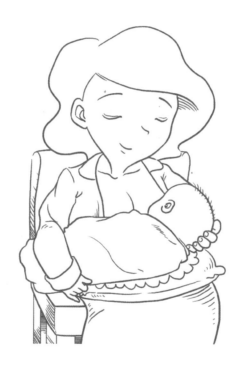

另外，在给宝宝喂完奶后，为了防止宝宝吐奶、溢奶，要将宝宝抱起，趴在妈妈的肩上，轻轻拍拍宝宝的后背，让宝宝打出奶嗝来，这样可有效地避免吐奶、溢奶的发生。

（二）错误的哺乳姿势

1. 一手托宝宝的臀部，另外一手握住乳房。容易使宝宝头部不稳。

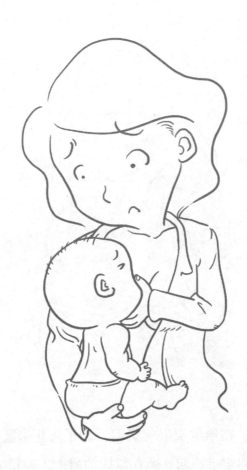

2. 妈妈坐着，一手托宝宝头部，另外一手自然垂放，宝宝只吸住乳头，乳晕全在外面。一方面导致宝宝很难吸到足够的乳汁，一方面容易导致妈妈的乳头皲裂。

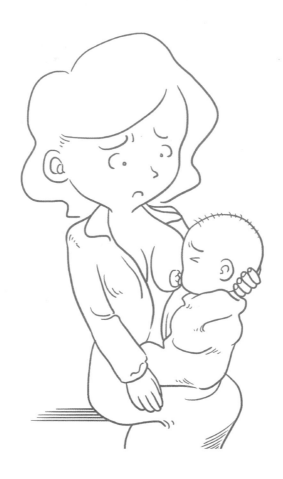

3. 妈妈站着，一手托宝宝头部，另外一手托起乳房，乳房盖住了宝宝的鼻孔，容易造成宝宝窒息。

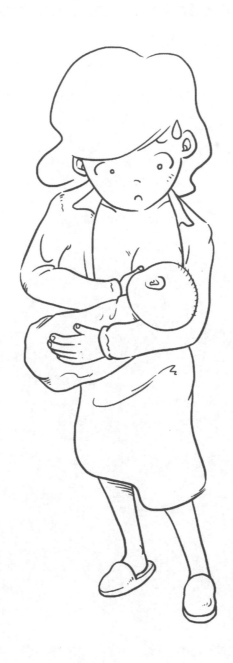

总之，哺乳的姿势要点是。

● 确保乳母放松舒适的体位。

● 宝宝的头、脖子与身体呈一直线。

● 三贴：胸贴胸，腹贴腹，下腭贴乳房。

● 正确的含接：宝宝把乳头及大部分的乳晕含在
  嘴里。

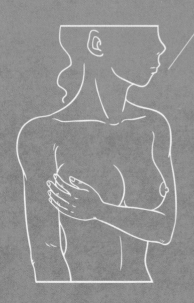

第二章

按摩催乳有奇效

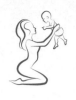

按摩催乳益处多

　　按摩催乳的原则是理气活血，舒筋通络。多采用点、按、揉、拿等基本手法，但在实际应用时需多种手法相互配合。按摩催奶治疗，可促进局部毛细血管扩张，增加血管通透性，加快血流速度，改善局部的血液循环，有利于乳汁的分泌和排出。同时，通过按摩而疏肝健脾，活血化瘀，安神补气，通经行气以调节人体脏腑功能，达到促进组织器官新陈代谢，促进乳汁分泌的目的，以满足婴儿的需求。同时，按摩催奶与传统的手掌蛮揉，梳子梳理等有本质区别，这种方法能减除产妇不必要的痛苦，避免因用力不当引发炎症。与机器按摩所不同的是：因皮肤直接接触，能准确找到乳腺管位置，能感受到乳腺管受阻程度，做到力度均匀，轻重适度，可一次性基本解决问题。在日本、韩国等地，乳房保健按摩是每一个产妇在生产后72小时内必需要做的一项护理工作，因为这不但能促进产妇加速泌乳，同时，用按摩的手法能有效疏通乳腺管，预防乳腺炎等乳房疾病。

　　按摩催乳的好处包括：

● 时间短、效果好。

● 安全方便，容易掌握。

● 理气活血、疏通经络，从而减轻和减少疼痛。

● 疏通乳管，增加乳汁分泌。

● 使乳房美观坚挺。

● 预防乳腺增生，减少乳腺炎的发生。

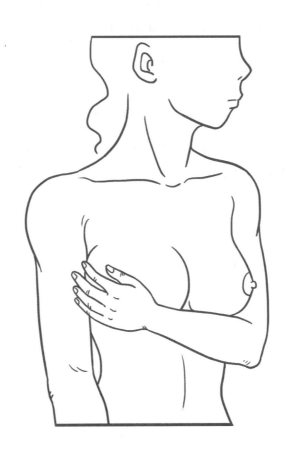

孕期乳房按摩 🦋

　　为了给催乳做准备，提前乳房按摩是非常必要的。首先要避免穿过紧的内衣，面料也不要是化纤的，避免对乳头的不良刺激。由于刺激乳头可能会引起子宫收缩，一般在怀孕4~6个月或9个月以后就要逐步进行乳房的按摩和护理。

1. 护理按摩

　　热毛巾清洗后，涂擦护肤霜或麻油等植物油，用手掌的侧面轻按乳房。

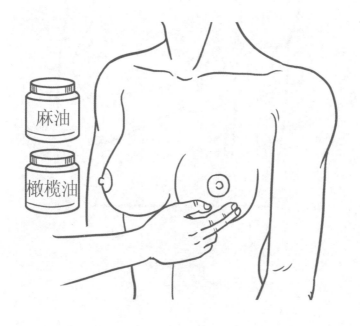

围绕乳房均匀按摩。

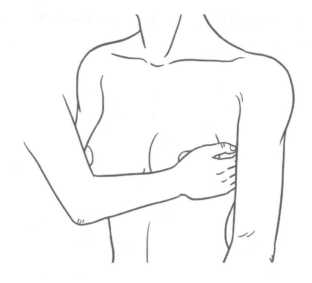

2. 增加乳头的韧性

食指与中指捏住乳头向外轻轻拉，增强乳头的韧性。

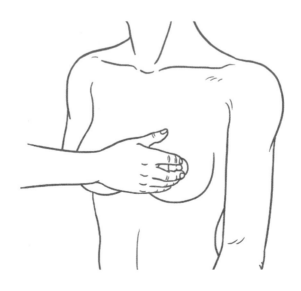

3. 促进乳管的通畅

　　一手托住乳房，另一只手的中指和食指由外向乳头方向轻轻地按摩。

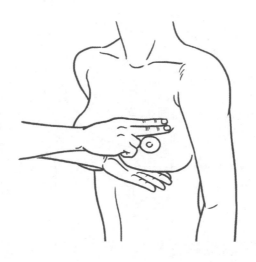

4. 纠正乳头凹陷

　　双手平放于乳房两侧，上下、左右轻轻揉动4~6次。

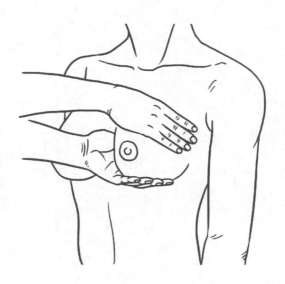

双手拇指放在乳头两侧，慢慢向外拉。然后再向上下两侧外拉。重复8~10次。

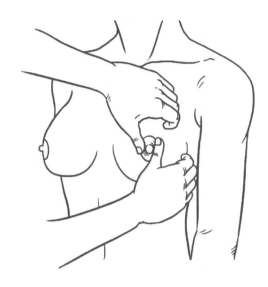

最后捏住乳头向外拉4~6次

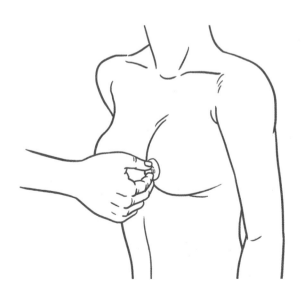

另外，可以用吸奶器吸引乳头4~6次，使乳头膨出。

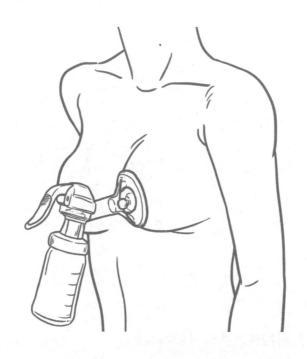

掌握按摩催乳的手法

催乳按摩手法有以下几种

1. 滚法

用手背近小指侧部分或小指、无名指、中指的掌指关节突起部分着力，附着于一定部位上。通过腕关节伸屈和前臂旋转的复合运动，持续不断地作用于被按摩的部位上，此为滚法。

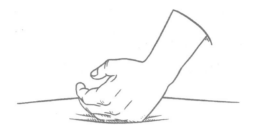

本法压力较大、接触面积较广，适用于肩背部、腰骶部及四肢部等肌肉较肥厚的部位，操作时力度缓和有力，节奏滚动快、移动慢，滚动时小鱼际及掌背着力，与施治部位相互紧贴，不可跳跃、摩擦。

2. 揉法

用大鱼际、掌根，或手指罗纹面吸附于一定的治疗部位，做轻柔缓和的环旋运动，并带动该部位的皮下组织，称之为揉法。

（1）掌根揉法：用大鱼际、掌根固定在治疗部位，做轻揉，缓和的环旋揉动。

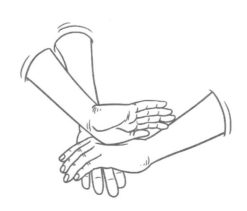

（2）指揉法：用拇指或中指罗纹面，或以食、中指，或以食、中、无名指罗纹面，在某一穴或几个穴或某部位上做轻柔的小幅度的环旋揉动。

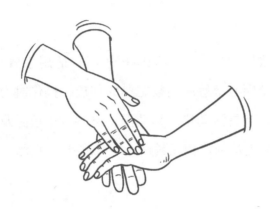

揉法使用于每个部位，操作时缓和有力，不可摩擦，以顺时针方向揉动，动作轻快柔和，均匀深透，不可向下压，也不可漂浮，揉动幅度大小均匀。

3. 摩法

用食指、中指、无名指指面或手掌面着力，附着于被按摩的部位上。以腕部连同前臂，做缓和而有节奏的环形抚摩活动的手法为摩法，摩法又分为掌摩法和指摩法。

（1）掌摩法：用手掌掌面贴着治疗部位，手掌要自然伸直，做有节奏的环形摩动。

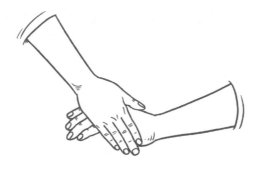

（2）指摩法：食指，中指，无名指相并，指腹贴着治疗部位以顺时针或逆时针方向做环形摩动。

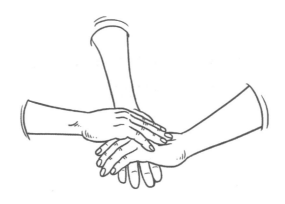

摩法一般用于背部，操作时动作要轻快柔和，用力均匀，从轻到重，由浅到深，注意不可按压推捏。

4. 按法

用手指或手掌面着力于体表某一部位或穴位上，逐渐用力下压。

（1）指按法：用拇指指面或以指端按压体表的一种手法。

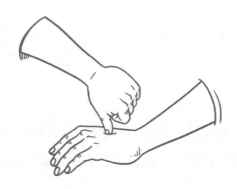

（2）掌按法：以单掌或双掌叠放在施治部位，掌根着力向下按压，力度从轻到重。

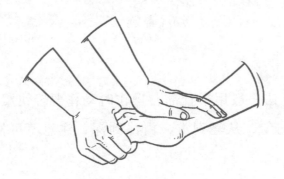

（3）肘按法：将肘关节屈曲，用突出的尺骨鹰嘴着力按压在治疗部位。

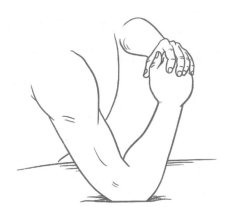

　　按压法使用于全身各个部位，操作时，力度从轻到重，缓和有力，按压时动作均匀有节律。

5. 捏法

　　用拇指和其他手指相对用力，将皮肤及少量皮下组织捏起，随即放松。捏法分为三指捏法和四指捏法。

　　（1）三指捏法：用拇指指腹和食指，中指，相对用力，提拿肌肤，做一捏一放的动作。

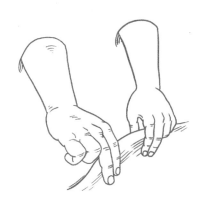

（2）四指捏法：用拇指指腹和其他三指（食指，中指，无名指）相对用力，将肌肤提起做一捏一放的动作。

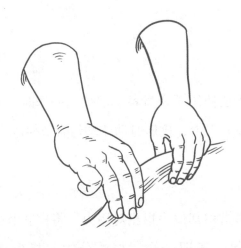

捏法适用于四肢及背脊，具有舒筋通络，行气活血的作用。动作要有节律，力度缓和有力，不可用力过重，也不可斜行，以免伤及旁边肌肤。

6. 拿法

用大拇指和食、中两指，或用大拇指和其余四指相对用力地在一定的部位和穴位上进行节律性的提捏，称为拿法。

拿法分为三指拿法和四指拿法。

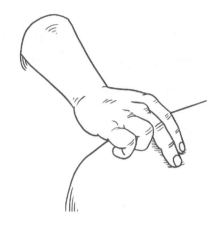

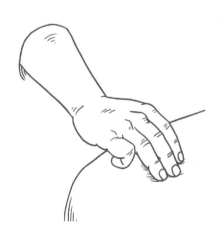

拿法适用于肩部、颈部，具有祛风散寒，开窍止痛，舒筋通络的作用。动作缓和，做连续性的一松一紧活动，用力应由轻到重，要在患者能忍受的范围内进行。

拿法与捏法的区别：

相同点：两者动作相似。（都是相对用力挤压）。

不同点：拿法用力较重，作用部位较深，适用于较深层的组织。捏法用力较轻，作用部位较浅，适用于浅表的肌肤组织。

7. 掐法

以指端（多以拇指端）甲缘重按穴位，而不刺破皮肤的方法，称掐法。掐法用于催乳的少泽穴位，用拇指指甲掐治疗部位，掐时动作有节律，操作完再用拇指指腹部位轻揉掐后的部位，以缓解疼痛。

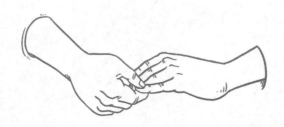

8. 梳法

手指或拳背施于治疗部位，往返梳动，好像梳头的动作，因此称为梳法。

梳法用于乳房部位，动作要点：以指面着力，密切接触肌肤。用力深沉，保持用力均匀一致，手不要跳动。

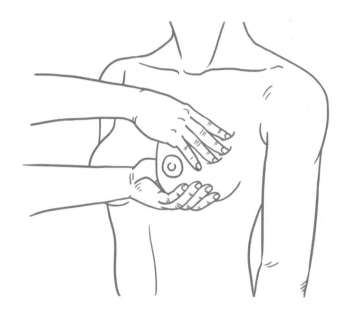

9. 叩法

通过伸屈腕关节，或通过肩、肘、腕关节的活动，将一身之气达于指端反复叩点穴位，称为叩法。

叩法在催乳按摩中一般用于背部位置，动作要点：用腕部法力，指端、掌侧或空拳着力，叩击时用力要稳，且有弹性，动作协调，均匀有节律。

10. 搓法

用两手掌面挟住肢体的一定部位，相对称用力做方向相反的来回快速搓揉或做顺时针回环搓揉，即双掌对揉的动作，称为搓法。

催乳按摩的要求：有力、持久、均匀、柔和、深透。

有力	就是手法必须具有能达到治疗所需的力量，这种力量应该根据病人的体质、病症、病位等不同情况而增减
持久	就是操作者能运用适当的手法根据治疗需要坚持到治疗结束
均匀	就是手法动作要有节奏性，速度不要时快时慢，压力不要时轻时重，但均匀并非指手法所用的力变化不大，而是说在治疗过程中力的变化可以很大，可以是轻轻抚摩，也可以是把全身体重的力都集中到病变位置，均匀只是说这其中两者之间不能是突变，而应是渐变
柔和	是指手法要轻而不浮，重而不滞，用力不可生硬粗暴或用蛮力，变换动作要自然
深透	深透主要是病人的一种主观感觉，是指手法作用的最终效果不仅限于体表，而达到了组织深处的筋脉、骨肉、功力达于脏腑，使手法的效应能传之于内

注意：按摩者在操作时，要做到力度均匀，持久有力，柔和深透，它们之间密切相关，相辅相成，缺一不可，操作时要根据穴位的不同，手法的力度和时间都要因人、因病、因施治部位而改变，力度运用的足与不足直接影响治疗效果，在整个操作过程中，操作者必须做到，精力集中，全神贯注，意到力到。

催乳常用的穴位

（一）腧穴的定位

腧穴是一类穴位的总称，腧穴各有自己的位置，腧穴的定位是否准确决定了利用腧穴来治疗疾病的效果。腧穴的定位方法可分为骨度分寸法，体表标志法，手指比量法和简易取穴法四种。

1. 骨度分寸法

古称"骨度法"，即以骨节为主要标志测量周身各部的大小、长短，并依其尺寸按比例折算作为定穴的标准。

①头部	前发际正中至后发际正中12寸，耳后两完骨(乳突)间9寸。眉心到前发际3寸，大椎到后发际3寸
②胸腹部	天突至歧骨(胸剑联合)9寸，歧骨至脐中8寸，脐中至耻骨联合上缘5寸，两乳头间8寸
③上肢部	腋前、后纹头至肘横纹9寸，肘横纹至腕横纹12寸
④下肢部	耻骨联合上缘至股骨内上髁上缘18寸，胫骨内侧髁下缘至内踝尖13寸，股骨大转子至腘横纹19寸，腘横纹至外踝尖16寸

2. 体表解剖标志定位法

是以人体解剖学和各种体表标志为依据来确定腧穴位置的方法，又称自然标志定位法。分固定标志和活动标志两种。

（1）固定标志：指利用人体体表的五官、毛发、爪甲、乳头、脐窝、横纹线以及骨节、肌肉所形成的凸起和凹陷等作为取穴标志。

（2）活动标志：是指利用关节、肌肉、皮肤、肌腱，随活动而出现的空隙、凸起、凹陷、皱纹等作为取穴标志。

3. 手指同身寸法

是指依据被按摩者本人手指为尺寸折量标准来量取腧穴的定位方法，又称"指寸法"。

中指同身寸	即以患者的中指屈曲时，中节内侧两端纹头之间作为1寸。这种方法适用于四肢及脊背作横寸折算
拇指同身寸	即指拇指指关节之横度作为1寸
横指同身寸	又称"一夫"法。四横指为一夫，即四横指相并，以其中指第二节为准，量取四指之横度作为3寸。此法多用于下肢、下腹部和背部的横寸

催乳常用的穴位有

1. 膻中穴

定位：在体前正中线，两乳头连线之中点。

经属：任脉，是足太阴、足少阴，手太阳、手少阳，任脉之会。

功能主治：胸部疼痛、腹部疼痛、心悸、呼吸困难、咳嗽、过胖、过瘦、呃逆、乳腺炎、缺乳症、咳喘病等。

2. 神封穴

定位：在胸部，当第4肋间隙，前正中线旁开2寸。

经属：足少阴肾经。

功能与主治：咳嗽，气喘，胸胁支满，呕吐，不嗜食，乳腺炎。

3. 乳根穴

定位：该穴位于胸部，当乳头直下，乳房根部，平第5肋间隙，距前正中线4寸。

经属：足阳明胃经，左侧内为心脏。

功能与主治：胸下满闷，食不下咽，胸痛乳痛，霍乱转筋，寒痛咳逆，臂肿痛。

4. 期门穴

定位：距前正中线4寸，平第六肋间。

经属：属肝经，肝之募穴。足太阴，厥阴，阴维之会。

功能与主治：胸胁胀痛、呕吐、吞酸、呃逆、腹胀等肝胃病证；乳痛。

5. 乳中穴

定位：当第4肋间隙，乳头中央，距前正中线4寸。

经属：属胃经。

功能与主治：产后按摩产妇乳中穴、乳根穴能有效促进乳汁分泌，且方便实用。

6. 膺窗穴

定位：位于人体的胸部，当第3肋间隙，距前正中线4寸。

经属：胃经。

功能与主治：咳嗽，气喘，胸肋胀痛，乳腺炎。

7. 屋翳穴

定位：距前中线4寸，平第二肋间隙。

经属：足阳明胃经。

功能与主治：咳嗽、气喘、咳唾脓血、胸肋胀痛、乳腺炎。

8. 天池穴

定位：在胸部，当第四肋间隙，乳头外1寸，前正中线旁开5寸。

经属：心包经。

功能与主治：胸闷，咳嗽，痰多，气喘，胁肋胀痛等肺心疾病；瘰疬；乳腺炎。

9. 天溪穴

定位：在胸外侧部，当第四肋间隙，距前正中线6寸处。

经属：属足太阴脾经。

功能与主治：呼吸系统疾病、肺炎、支气管炎、哮喘、乳汁分泌不足、.肋间神经痛、胸胁疼痛。

10. 云门穴

定位：距前中线6寸，当锁骨外1/3折点下一横指。

经属：肺经。

功能与主治：清肺除烦，止咳平喘，通利关节。

11. 中府穴

定位：在前正中线旁开6寸，平第1肋间隙处。

经属：肺经。

功能与主治:咳嗽、气喘、胸满痛等肺部病证。可兼治脾肺两脏之病，治疗气不足，腹胀，消化不良，水肿及肩背痛。

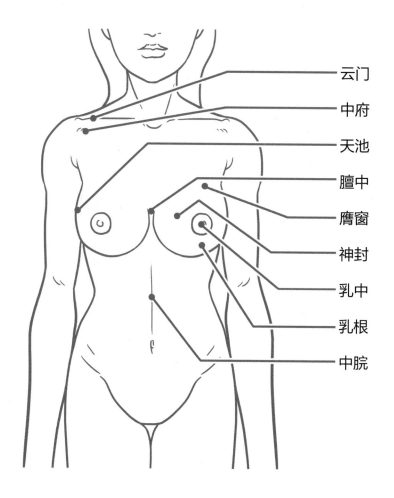

云门

中府

天池

膻中

膺窗

神封

乳中

乳根

中脘

12. 渊腋穴

定位：在侧胸部，举臂，当腋中线上，腋下3寸，第4肋间隙中。

经属：胆经。

功能与主治：宽胸理气、臂痛、乳痈、产后乳少。

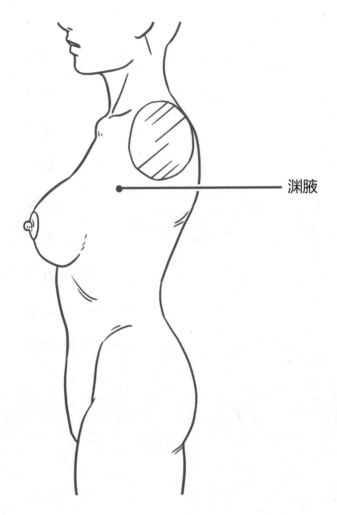

渊腋

13. 极泉

　　定位：位于腋窝顶点，腋动脉搏动处。

　　经属：心经。

　　功能与主治：宽胸理气、通经活络；适用于乳

少、心血管疾病。

60

14. 中脘穴

定位：位于人体上腹部，前正中线上，当脐中上4寸。

经属：属任脉。

功能与主治：宽胸顺气、丰胸通乳、少乳及胃脘痛，腹胀，呕吐，呃逆，反胃，吞酸，纳呆，食不化，疳积，膨胀等消化性疾病。

15. 神阙穴

定位：位于脐窝正中。

经属：属任脉。

功能与主治：温经通络、调和气血、调补冲任。

16. 少泽穴

定位：小指尺侧指甲角旁0.1寸。

经属：小肠经。

功能与主治：头痛，目翳，咽喉肿痛，耳鸣，耳聋，乳痈，乳汁少，昏迷，热病。

17. 合谷穴

定位：虎口顶端。

经属：大肠经。

功能与主治：镇静止痛，通经活络，清热解表。

该穴对呼吸、血液、内分泌、消化系统都有明显的调节作用。

18. 曲池穴

定位：曲肘90度时，肘横纹顶端。

经属：大肠经。

功能与主治：健脾胃，通经络。

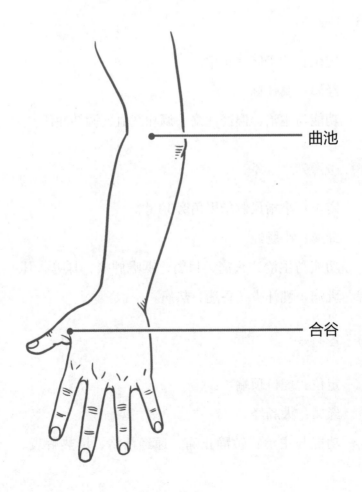

曲池

合谷

19. 足三里

定位：外膝眼直下三寸。

经属：胃经。

功能与主治：健脾和胃、益气和血、疏通经络、防病保健、主治各种虚弱症。

20. 梁丘穴

定位：髌骨外缘直上三寸。

经属：胃经。

功能与主治：膝肿痛、下肢不遂、胃痛、乳痛、血尿。

21. 血海穴

定位：在大腿内侧，髌底内侧端上2寸。

经属：足太阴脾经。

功能与主治：月经不调，经闭，痛经，崩漏，功能性子宫出血、带下，产后恶露不尽，贫血；睾丸炎，小便淋涩；气逆，腹胀；风疹，瘾疹，湿疹、皮肤瘙痒、神经性皮炎，丹毒；股内侧痛，膝关节疼痛；腹痛，体倦无力，便溏腹泻等。

22. 三阴交

定位：在内踝尖直上三寸，胫骨后缘。

经属：足太阴脾经，系足太阴、厥阴（肝）、少阴（肾）之会。

功能与主治：健脾益血、调肝补肾、安神。

23. 太冲穴

定位：位于足背侧，第一、二跖骨结合部之前凹陷处。

经属：足厥阴肝经。

功能与主治：平肝泻热、舒肝养血、胁痛、乳痛、少乳。

24. 神庭穴

定位：在前发际向上0.5寸。

经属：督脉。

功能与主治：失眠、头晕目眩、神经管能症，产后抑郁少乳。

25. 百会穴

定位：头顶中线与两耳尖连线的交点处。

经属：督脉。

功能与主治：安神定志、升阳益气、通络止痛。

26. 风池穴

定位：后颈部大筋的两旁与耳垂平行处。

经属：胆经。

功能与主治：壮阳益气、失眠落枕，产后虚弱少乳。

27. 大椎穴

定位：第7颈椎棘突下凹陷处。

经属：督脉。

功能与主治：壮阳益气、咳嗽、肩背痛、气血虚弱。

28. 肩井穴

定位：在大椎穴与肩峰连线中点，肩部最高处。

经属：胆经。

功能与主治：疏通经络、肩背酸痛、乳痈。

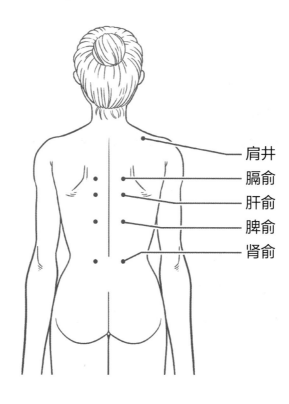

肩井
膈俞
肝俞
脾俞
肾俞

29. 膈俞穴

定位：第7胸椎棘下旁开1.5寸。

经属：膀胱经。

功能主治：活血化瘀、养血生血、健脾补心，主治贫血、过敏、产后少乳。

30. 肝俞穴

定位：第9胸椎棘下旁开1.5寸。

经属：膀胱经。

功能主治：疏肝利胆、理气通络，常用于治疗急慢性肝炎、胆囊炎、产后少乳。

31. 脾俞穴

定位：第11胸椎棘下旁开1.5寸。

经属：膀胱经。

功能与主治：健脾和胃、益气利湿。主治胃肠消化不良，乳汁不通。

32. 肾俞穴

定位：第2腰椎棘下旁开1.5寸。

经属：膀胱经。

功能主治：强肾补肾，主治腰痛、月经不调、产后乳汁不通、乳少。

做好按摩前的准备 🦋

1. 保持卫生，不留长指甲，不戴戒指等硬物。

2. 心情舒畅。

3. 姿势舒适。

4. 选择合适的按摩油，可以选择天然植物油，例如麻油、橄榄油等。

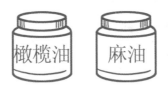

5. 热敷可以加强按摩效果。

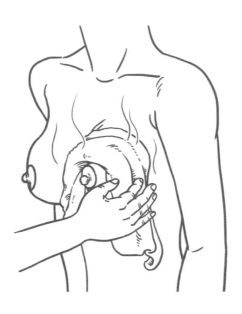

6. 喝热水可以提高按摩的效果。

7. 配合食疗更好。

催乳的动物性食物：鲫鱼、虾、鸡蛋、鸡、猪蹄、动物内脏、牛奶等。

催乳的植物性食物：酒酿、红枣、花生、红豆、黄豆、核桃、芝麻、豆腐、黄酒、藕粉、糯米、木瓜等。

催乳常用的中药：太子参、黄芪、当归、红枣、王不留行、通草、穿山甲等。

重点介绍以下几种

玉米须	当食用成熟之玉米须，秋后剥取玉米时可获得。民间喜用其治疗肾炎、水肿、有利水消肿、利湿退黄之效。治妇人乳结、乳汁不通、红肿疼痛，怕冷发热，头痛体困。常用量30~60克，水煎服。乳汁少、乳汁不畅，可与猪脚炖服，每日2次
漏芦	漏芦有清热解毒、消痛散结、通经下乳之效。常用于乳汁不下、乳房胀痛，可与穿山甲、王不留行配伍应用
桑寄生	有祛风湿、益肝肾、安胎之效。常用于治疗风湿痹痛、腰膝酸痛、胎漏下血、胎动不安，有很好的效果。用于产后乳汁少、乳汁不畅，或乳房胀痛，可与路路通、丝瓜络配伍应用

王不留行	有活血通经、下乳消痈、利尿通淋之效，被誉为妇科通乳良药。俗有"穿山甲、王不留，妇人服了乳长流"的谚语，是民间常用的通乳要药之一。产后乳汁不通，配穿山甲可以增强通乳之力。产后气血亏虚、乳汁稀少者，则配黄芪、当归。王不留行还能补气血以增加乳汁，对乳汁不畅引起的乳腺炎也有很好的治疗效果
通草	有清热利湿、通气下乳之效。本品有利尿及促进乳汁分泌的作用。常用于湿热引起的小便不利，对产后乳汁不畅或乳汁不下有奇效，常与王不留行、穿山甲配伍煎服
穿山甲	有下乳、活血消癥、通络、消肿排脓之效。本品能疏通气血而下乳，因气血凝滞而乳汁不下者，可单用。或配伍王不留行。若气血虚而乳汁稀少者，可配伍黄芪、当归等益气药同用
路路通	有祛风通络、利水、下乳之效。用于乳汁不通、乳房胀痛，常与王不留行、穿山甲、漏芦等配伍应用，通乳效果极佳

8. 注意事项

产妇产后体虚，一般两天内不做按摩，另外，产后大出血、急性乳腺炎者不适合做按摩催乳。

普通型母乳不足的按摩

产妇分娩后3天，乳汁无分泌或者分泌不足，多由于乳腺发育不良、产后失血过多、产妇过于疲劳引起，表现为乳房柔软不胀。

可以采取梳法、按法、揉法、拿法、捏法进行按摩。

最好采取坐位，但如果体质比较虚弱，应采取仰卧位。

可以选择的穴位有以下：

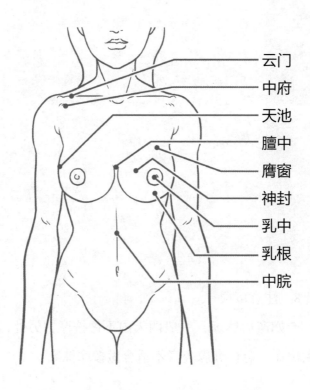

云门
中府
天池
膻中
膺窗
神封
乳中
乳根
中脘

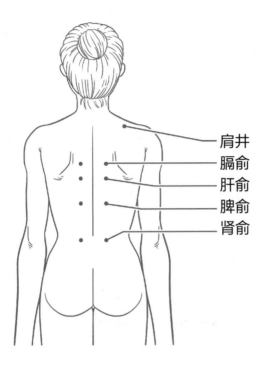

肩井

膈俞

肝俞

脾俞

肾俞

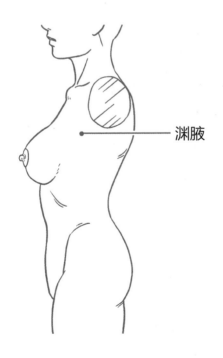

渊腋

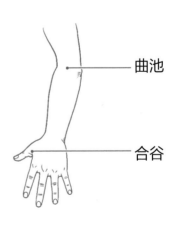

曲池

合谷

按摩
步骤

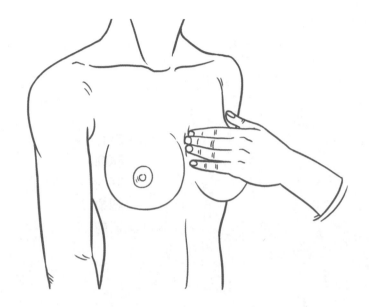

❶ 三指按揉并摩膻中穴 1~2 分钟

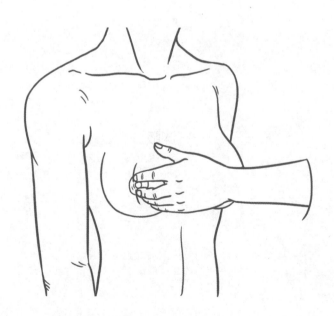

❷ 三指按揉乳中穴 3~5 分钟

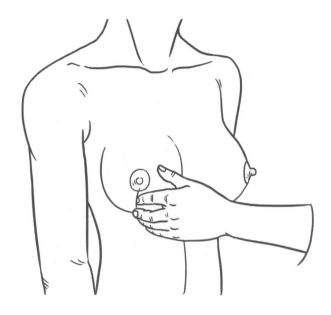

❸ 三指按揉乳根穴 3~5 分钟

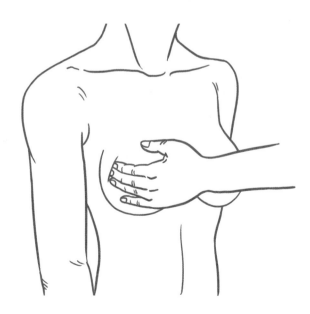

❹ 三指按揉天池穴 3~5 分钟

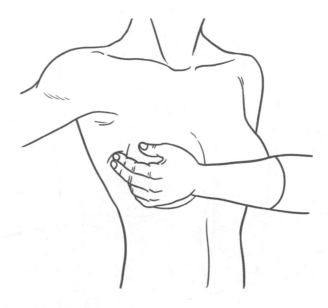

❺ 三指按揉渊腋穴 3~5 分钟

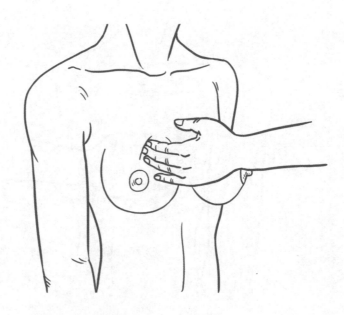

❻ 三指按揉膺窗穴 3~5 分钟

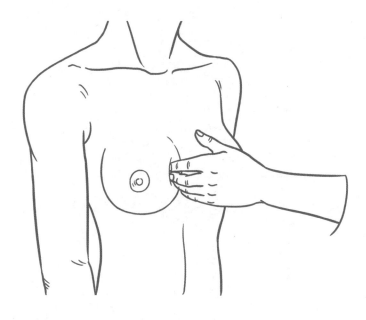

❼ 三指按揉神封穴 3~5 分钟

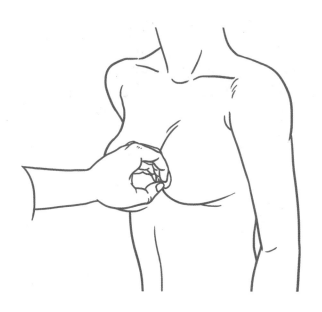

❽ 拇指、食指和中指捏拿乳头 2~3 分钟

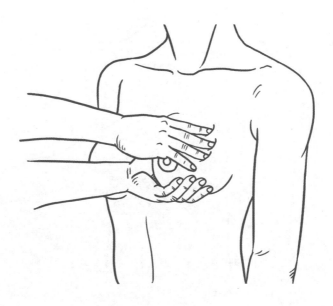

❾ 五指从远端向乳头方向梳乳房 3~5 分钟

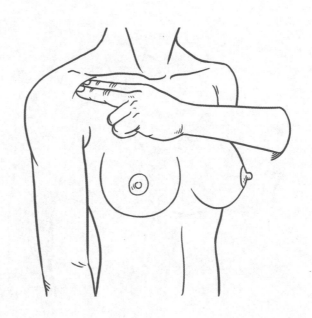

❿ 点按云门穴 5~6 次

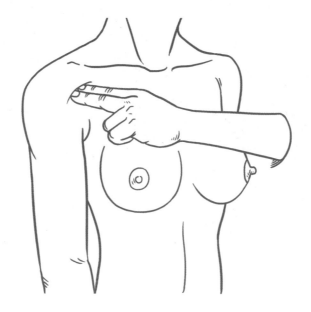

⑪ 点按中府穴 5~6 次

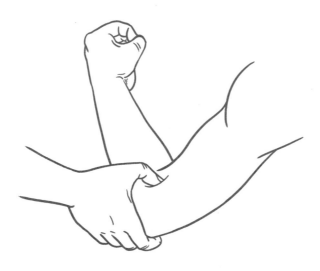

⑫ 点按曲池穴 5~6 次

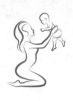

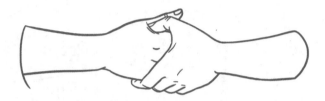

⑬ 点按合谷穴 5~6 次

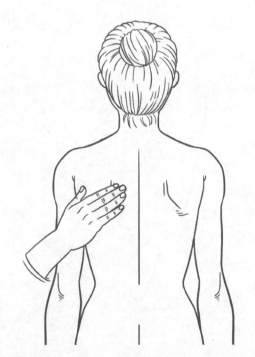

⑭ 产妇取俯卧位，滚动背部的膈俞穴 5~6 分钟

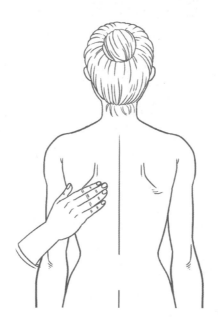

⑮ 滚动背部的肝俞穴 5~6 分钟

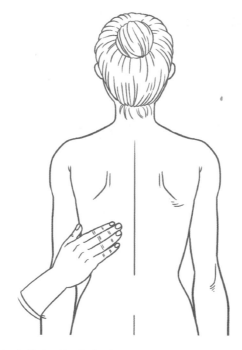

⑯ 滚动背部的脾俞穴 5~6 分钟

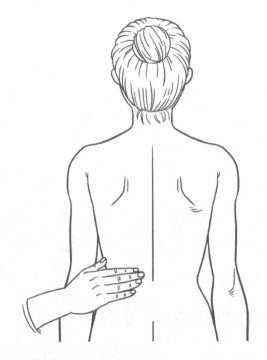

⑰ 滚动背部的肾俞穴 5~6 分钟

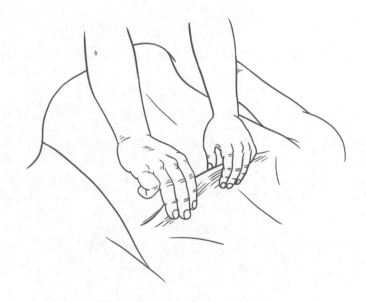

⑱ 从下而上捏脊 4~6 遍

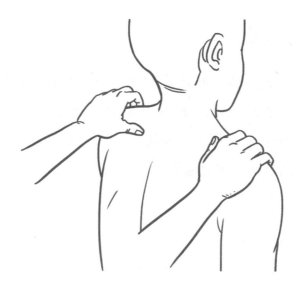

⑲ 双手捏拿肩井 3~5 次

以上步骤每天1次，3~5天为一个疗程。

　　一般按摩后进行热敷，然后让产妇喝一杯温开水。同时注意饮食调理。建议多吃补气补血又容易消化吸收的食物。推荐下面两个食谱：

老母鸡汤

此汤含有高质量的蛋白质、脂肪和钙质，能促进乳汁分泌，最适宜产妇食用。因汤的营养价值不如肉高，所以连肉一起吃，可增加营养促进康复。

原料

白条老母鸡1只（约重1500克），猪排骨2块、葱段、姜片、料酒、盐各适量。

制作

（1）老母鸡和排骨洗干净，分别放入沸水锅内焯一下捞出，再用水洗净。

（2）将鸡和排骨放火锅内，加宽水，下葱段、姜片、料酒、盐，上火烧开后，用小火焖煮约3小时（以水不沸腾为宜，使鸡肉和排骨中的蛋白质、脂肪等营养物质充分溶于汤中），直至鸡肉脱骨，即可食用。

特点

此汤肉烂汤浓，味鲜可口。

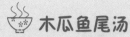 **木瓜鱼尾汤**

用料

木瓜750克，草鱼尾600克，盐1茶匙，生姜3片，油1汤匙。

制作

（1）木瓜去核、去皮、切块。

（2）起油锅，放入姜片，煎香草鱼尾。

（3）木瓜放入煲内，用8碗水煲滚，再舀起2碗滚水倒入锅中，与已煎香的鱼尾同煮片刻，再将鱼尾连汤倒回煲内，用文火煲1小时，下盐调味，即可饮用。

特点

妇女产后体虚力弱，如果调理失当，就会食欲不振、乳汁不足。要滋补益气，最好饮木瓜鱼尾汤，因为草鱼尾能补脾益气，配以木瓜煲汤，则有通乳健胃之功效，最适合产妇饮用。

气血虚弱型的催乳

气血虚弱型缺乳是产妇出血过多或平时体虚导致乳汁量少甚或全无，乳汁清稀，乳房柔软，无胀感，面色少华，头晕目眩，神疲食少，舌淡少苔，脉虚细。

治则：益气补血，健脾通乳。

常用中药：太子参、黄芪、当归、红枣、王不留行、通草、穿山甲。

按摩手法采取按揉、点按和掐法。

可以选取的穴位如下：

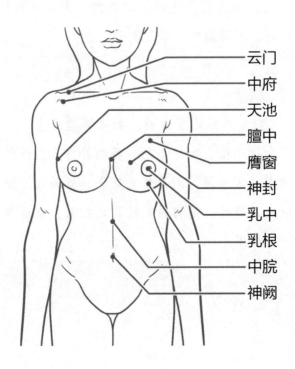

云门
中府
天池
膻中
膺窗
神封
乳中
乳根
中脘
神阙

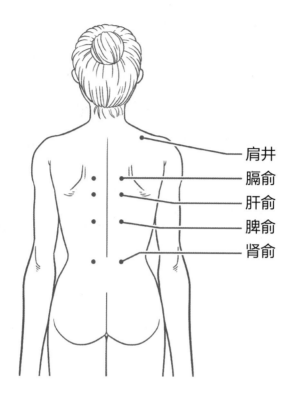

肩井
膈俞
肝俞
脾俞
肾俞

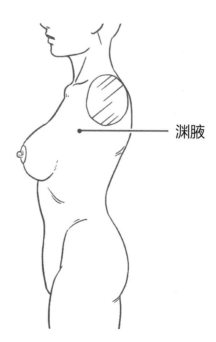

渊腋

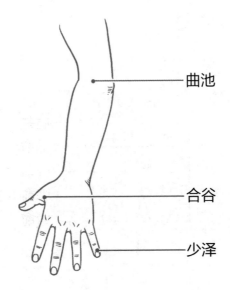

曲池

合谷

少泽

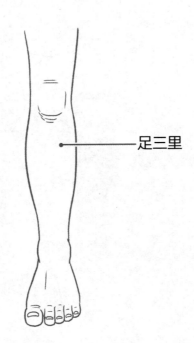

足三里

按摩方法与步骤：除了普通型缺乳的按摩外，可以增加以下几个步骤：

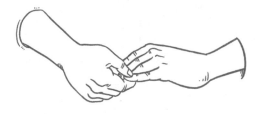

❶ 点按少泽穴 6~10 次

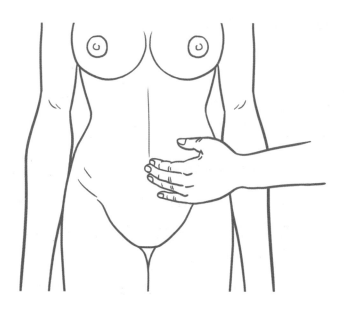

❷ 摩腹部并揉神阙穴 1~2 分钟

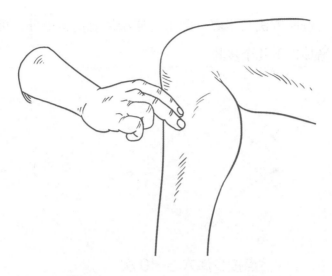

❸ 按揉足三里穴 40~50 次

　　在饮食上，要调理脾胃，增加高蛋白和补血的食物。推荐下列食谱：

🍲 鲫鱼炖蛋

　　鲫鱼含游离氨基酸、蛋白质、维生素A、维生素B_1、维生素B_2、尼克酸、钙、钠、铁、磷等。具有补中益气、利湿通乳的功效。为高蛋白、低脂肪食品。

　　妇女产后食用，既可增进乳汁分泌，又能促进母体恢复，相得益彰。

原料

鲫鱼2条（约500克），鸡蛋1个，生姜丝5克，精盐6克，植物油15克。

制作

（1）将鲜活鲫鱼去鳞、腮、内脏，用清水洗净，在鱼身两侧划几道斜刀花。

（2）煲置火上，放入适量清水，旺火烧开，下鲫鱼及精盐5克，烧1分钟左右，连汤盛入碗内，等用。

（3）鸡蛋磕入碗内，加清水125克、精盐1克，搅打均匀，上笼蒸至凝固，取出，随即将鲫鱼放上，浇入煮鱼原汤，撒上姜丝，淋上植物油，再放蒸笼里，上火蒸5～10分钟，即可取出食用。

特点

味鲜美，嫩香。

鲤鱼汁粥

此粥具有利水消肿、利小便、下乳的功效。适于产后无乳者食用。

原料

鲤鱼1条（约500克），粳米100克，姜末、葱花、香油、料酒各少许，精盐适量。

制作

（1）将活鲤鱼剖肚，去内脏、腮，保留鱼鳞，洗净，加入姜末、葱花、料酒用文火煮汤，煮至鱼肉脱骨刺为度，去骨刺留汁备用；粳米淘洗干净。

（2）锅置火上，加入适量清水、粳米煮粥，等粥黏稠时，加鱼汁与精盐搅匀，稍煮片刻即成。食用时加入香油调好口味。

特点

粥鲜香，味美清口。

当归生姜炖羊肉

羊肉含蛋白质、脂肪、糖类、维生素B$_1$、维生素B$_2$、尼克酸、磷、铁、钠等，具有补中益气、安心止痛、固肾壮阳等功效。当归有补血活血作用。

此菜具有暖胃祛寒、温补气血、开胃健脾、益胃气的功效，是适宜产妇的美味佳肴。

原料

羊肉350克，当归15克，生姜10克，精盐、胡椒粉、甘蔗汁、花生油各适量。

制作

（1）将生姜去外皮，与当归一起洗净，姜切片；羊肉洗净，切成块，放入沸水锅中烫一下，过凉水洗净，待用。

（2）锅置火上，加适量清水煮沸，放入生姜、当归、羊肉块、甘蔗汁，锅加盖，用文火炖至烂熟，放入胡椒粉、花生油、精盐，稍煮片刻即可食用。

特点

鲜嫩，辣中微甜。

木瓜花生大枣汤

原料

　　木瓜750克，花生150克，大枣5粒，片糖2~3块。

制作

　　（1）木瓜去皮、去核、切块。

　　（2）将木瓜、花生、大枣，8碗水放入煲内，放入片糖，待水滚后改用文火煲2小时即可饮用。

特点

　　此汤水对增加乳汁有显著效用。

肝郁气滞型的催乳

　　肝郁气滞型缺乳指产后乳汁分泌少，甚或全无，胸胁胀闷，情志抑郁不乐，或食欲不振，舌质淡红，苔薄黄，脉弦细。

　　治则：疏肝解郁，通络下乳。

常用中药：柴胡、漏芦、通草、穿山甲、王不留行，青皮、陈皮、郁金。

按摩手法可以采用梳法、按揉和点按法。

可以选择下列穴位：

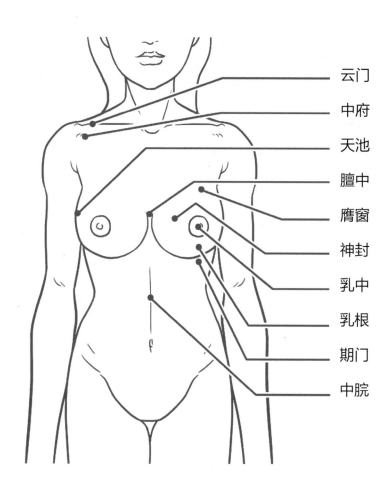

云门

中府

天池

膻中

膺窗

神封

乳中

乳根

期门

中脘

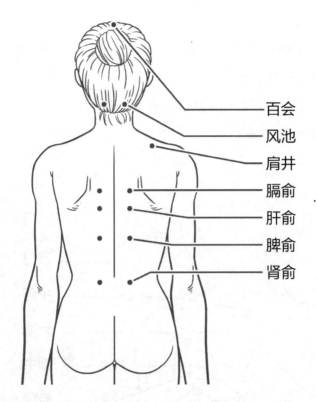

百会

风池

肩井

膈俞

肝俞

脾俞

肾俞

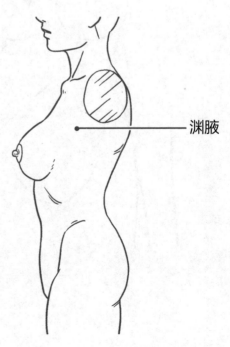

渊腋

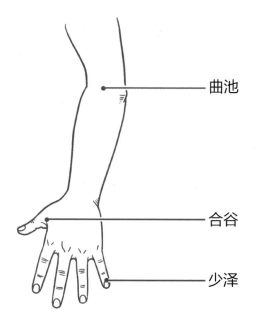

曲池

合谷

少泽

按摩方法与步骤：除了普通型缺乳的按摩外，可以增加以下几个步骤：

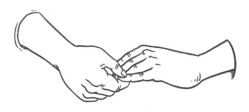

❶ 点按少泽穴 6~10 次

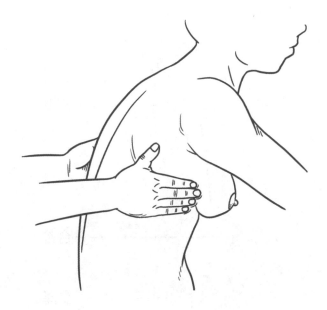

❷ 搓摩胁肋 1~2 分钟

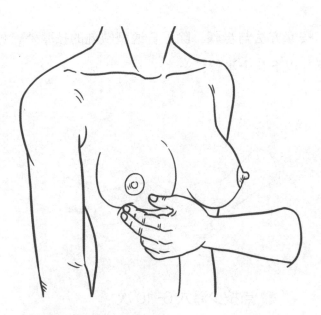

❸ 点按期门穴 3~5 次

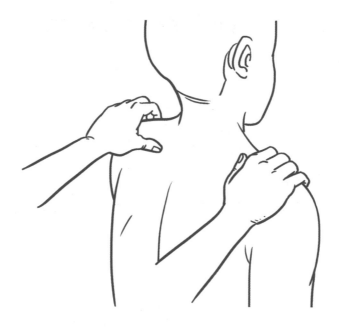

❹ 捏拿肩井穴 3~5 次

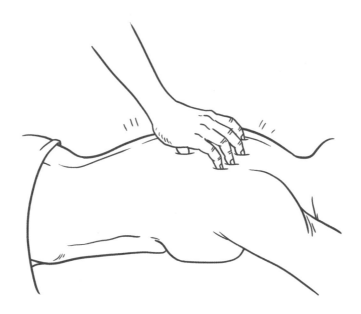

❺ 取俯卧位,从上到下拍打后背 15~20 次

在饮食上，要多食用疏肝理气的食物。推荐下列食谱：

 丝瓜鲫鱼汤

原料

活鲫鱼500克，丝瓜200克，黄酒、食盐、葱、姜少许。

制作

（1）活鲫鱼处理后洗净，两面略煎后，烹黄酒，加清水、姜、葱等，小火焖炖20分钟。

（2）丝瓜洗净切片，投入鱼汤，旺火煮至汤呈乳白色后加盐。3分钟后即可起锅。

特点

具益气健脾、清热解毒、通调乳汁之功。

花生大米粥

原料

生花生仁100克，大米200克。

制作

先将花生仁洗净、捣烂，在锅里放入清水.再把淘净的大米放入，待煮开后以慢火煮粥。

特点

花生富含蛋白质和不饱和脂肪酸，不仅可以补养身体，还有醒脾开胃、理气通乳的功效。粥煮熟后每天早晚各吃1次，连喝3天。

王不留行炖猪

原料

猪蹄3~4个，王不留行12克，调味料若干。

制作

将王不留行用纱布包裹，和洗净的猪蹄一起放进锅内，加水及调味料煮烂即可食用。

功效

猪蹄性味甘咸平，常用以治疗乳汁不足。加上王不留行，对缺乳具有良好的疗效。

痰湿壅阻型的催乳

痰湿壅阻型的缺乳，产妇形体肥胖产后乳汁不行，乳房胀痛，胸闷不舒，纳谷不香，厌油腻厚味，嗜卧倦怠，头晕头重，舌胖，苔白腻，脉滑。

治则：健脾利湿，化痰通乳。

常用中药：半夏、陈皮、茯苓、瓜蒌、当归、漏芦、王不留行、桔梗、穿山甲。

乳汁逐渐减少的催乳

很多产妇本来奶水丰富，但逐渐发现奶水减少，可以采取下列方法调理。

1. 饮食调理。

2. 采用正确的喂养方法。

3. 处理好生活和工作的关系。

4. 适时按摩。

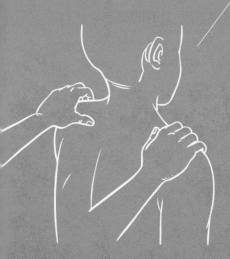

第三章

特
殊
情
况
的
催
乳
按
摩

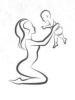

急性乳腺炎的按摩

（一）发病原因

1. 乳汁的淤积

乳汁淤积有利于入侵细菌的生长繁殖。原因有：①乳头过小或内陷，妨碍哺乳，孕妇产前未能及时矫正乳头内陷，婴儿吸乳时困难。②乳汁过多，排空不完全，产妇没有及时将乳房内多余乳汁排空。③乳管不通，乳管本身炎症，肿瘤及外在压迫，胸罩脱落的纤维亦可堵塞乳管。

2. 细菌的侵入

乳头内陷时婴儿吸乳困难，易造成乳头周围的破损，是细菌沿淋巴管入侵造成感染的主要途径。另外婴儿经常含乳头而睡，也可使婴儿口腔内炎症直接侵入蔓延至乳管，继而扩散至乳腺间质引起化脓性感染。其致病菌以金黄色葡萄球菌为常见。

（二）临床表现

乳房有红、肿、热、痛的一般炎症的表现。急性乳腺炎在开始时患侧乳房胀满、疼痛，哺乳时尤甚，乳汁分泌不畅，乳房结块或有或无，全身症状可不明显，或伴有全身不适，食欲欠佳，胸闷烦躁等。然后，局部乳房变硬，肿块逐渐增大，此时可伴有明显的全身症状，如高烧、寒战、全身无力等。常可在4～5日内形成脓肿，可出现乳房搏动性疼痛，局部皮肤红肿，透亮。成脓时肿块中央变软，按之有波动感。若为乳房深部脓肿，可出现全乳房肿胀、疼痛，高热，但局部皮肤红肿及波动不明显，需经穿刺方可明确诊断。急性乳腺炎常伴有患侧腋窝淋巴结肿大，有触痛。

（三）预防与治疗

1. 及时或定时排空乳汁。

2. 正确哺乳防止乳头皲裂。

3. 发生乳腺炎时暂停所有催乳食品。

4. 热敷。

5. 体温39℃以上暂停母乳喂养。

6. 外敷仙人掌。

7. 蒲公英煮水喝。

8. 治疗应以消炎为主，适当的按摩起到辅助作用。按摩方法与乳汁淤滞相同。按摩手法应先轻后重，先近后远。

9. 饮食以清淡为主，保证新鲜蔬菜和水果的摄入，可以在菜内加通草。

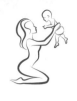

乳头皲裂的按摩 🦋

乳头皲裂是乳头、乳晕部发生大小不等的皮肤裂口。

主要原因：

- 分娩后未能正确掌握喂哺技巧，婴儿含吮不正确，喂奶不当，时间过长。
- 过度地在乳头上使用肥皂、酒精干燥剂之类的刺激物品。
- 乳头皮肤娇嫩。
- 乳头畸形。
- 乳汁过多分泌外溢，引起乳头糜烂或湿疹。

哺乳前预防及措施：

① 母亲采取舒适松弛的体位。
② 轻轻按摩乳房以刺激泌乳反射。
③ 挤出少量乳汁，使乳晕变软，容易被婴儿含接吸吮。

哺乳时预防及措施：

① 婴儿含接的姿势要正确。
② 先在损伤轻一侧乳房哺乳。

③ 交替改变哺乳体位。

④ 不要硬把乳头从婴儿口里拉出来。

饮食调理：可以用桃仁莲藕汤和海米白菜来调理。

乳头扁平或凹陷的按摩

（一）乳头扁平

乳头扁平：乳头与乳房皮肤在同一水平面不能竖起，也称平坦乳头。

原因：产前未完全矫治的先天性短平乳头，产后过度充盈累及乳晕，被顶进来的乳晕与乳头几乎在同一条水平线，使乳头显得比较平坦。

预防措施：①乳母应取舒适松弛的坐位姿势。②湿热敷乳房3~5分钟，同时按摩乳房以刺激泌乳反射。③挤出一些乳汁，使乳晕变软，继而捻转乳头引起立乳反应。

哺乳时要掌握以下要领：①在婴儿饥饿时，先吸吮平坦的一侧乳头。②婴儿应取环抱式或侧坐式喂哺，以便较好的控制其头部，易于固定吸吮部位。③若吸吮未成功，可用抽吸法使乳头突出，并再次吸吮。

哺乳结束后继续纠正：①用吸奶器帮助吸乳头，或者在丈夫帮助下吸乳头或牵拉乳头。②继续在二次哺乳间隙配带乳头罩，以保护乳头。③需要注意的是，对暂时吸吮未成功的婴儿，切忌应用橡皮乳头，以免引起乳头错觉。

（二）乳头凹陷

（1）主要症状：

I型：乳头部分内陷，乳头颈存在。

II型：乳头全部凹陷在乳晕中，但可用手挤出乳头。

III型：乳头完全埋在乳晕下方，无法使内陷乳头挤出。

（2）主要原因：乳头内陷主要是先天性的，但也可以由外伤、手术、乳腺肿瘤以及乳腺炎后的纤维增生引起。

（3）预防及措施：①是手法牵拉。少女时期是乳房发育的重要时期，也是纠正乳头内陷的重要时期，经常牵拉乳头，可以使双乳突出，使周围皮肤支持力度增大，起到定型作用。②是吸引法。妊娠后每日应用乳头矫正器吸引乳头数次，利用其负压促使乳头膨出。

（三）按摩

按摩手法可以采取梳法、按法和揉法。

可以选择的穴位：

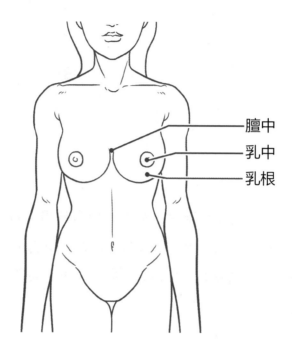

膻中

乳中

乳根

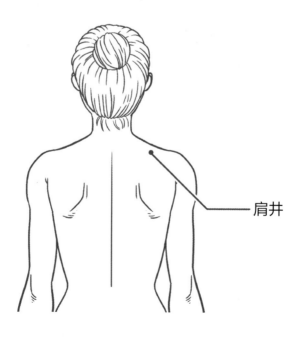

肩井

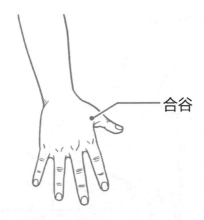

合谷

1. 从乳房两侧向乳头中心用力挤出一些乳汁，用两手拇指和食指平行轻压乳头两侧，由乳头向两侧外方拉开，再捻转乳头使乳头向外凸出。同样方法对另外一次乳头进行按摩。

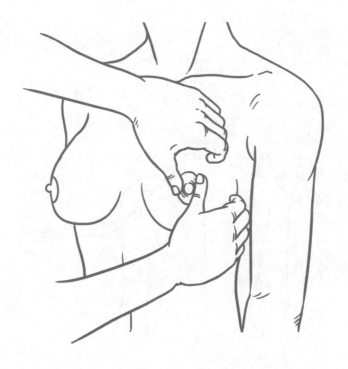

2. 用拇指、食指和中指轻轻捏拿乳头2~3分钟。

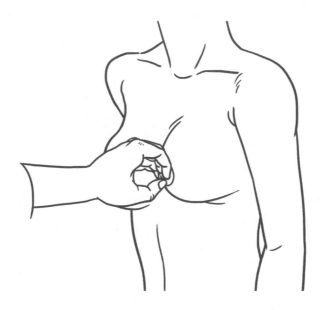

3. 五指从远端向乳头方向梳乳房4~5分钟。

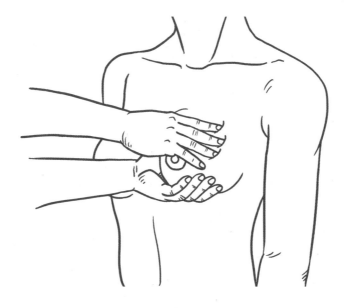

4. 点按膻中穴5次。

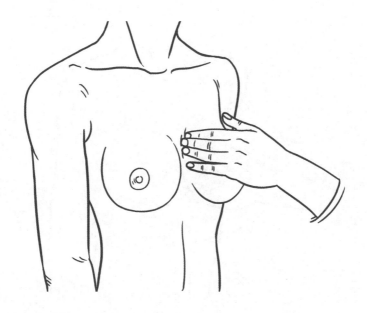

5. 点按乳根穴5次。

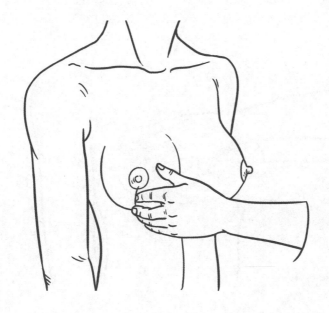

6. 点按乳中穴5次。

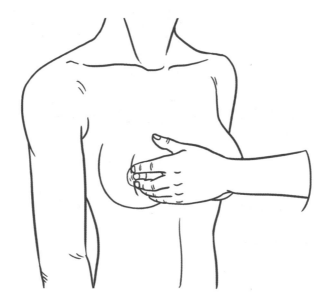

7. 点按肩井穴5次。

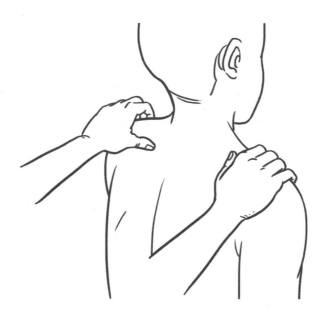

8. 点按合谷穴5次。

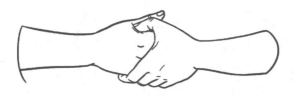

饮食以清淡为主。可以选用的食谱有：姜爆南瓜和紫菜猴头菇汤。

按摩消除乳汁淤滞

1. 乳汁淤积

（1）主要症状：乳汁淤积症是哺乳期腺叶的乳汁排出不畅，致使乳汁在乳内积存而成，主要表现为乳房有肿块，肿块可移动，皮色不变，按之胀痛，皮肤不热或微热。

（2）主要原因：母亲没有及时有效的哺乳，因乳汁分泌过多而没有及时排空，或在乳腺管还不够通畅时就大补引起的。

（3）措施：①采取正确的哺乳姿势，妈妈和宝宝胸贴胸，腹贴腹，宝宝的下巴贴妈妈的乳房。妈妈可采取坐位、侧卧位，让宝宝吸吮住乳头乳房和大部分乳晕，避免妈妈乳头受损。②哺乳前可以局部用热毛巾热敷3~5分钟，然后按摩乳房，并用手指将乳汁挤向乳头处，使乳腺管通畅。③哺乳时，先从感受阻塞的一侧乳房开始哺乳，宝宝饥饿时吸吮力最强可缓解乳腺管堵塞，每次哺乳要将乳汁吸空。

2. 乳腺管堵塞

（1）主要症状：乳腺管就是将乳房分泌的乳汁输送到乳头部位的管道。乳腺管堵塞是哺乳早期常见的一个问题。

（2）主要原因：一是因为给婴儿喂奶的时间和次数太少，使分泌过多的乳汁堵塞了乳腺管；二是因为胸罩太紧，阻碍了乳汁的正常流动而造成了乳腺管堵塞；三是由于过于干燥的分泌物堵塞了乳头，使乳汁倒流而引起了乳腺管堵塞；四是冬季发生乳腺管堵塞的情况比较多见。

（3）预防及措施：①哺乳前应该采取的措施：如果说是胸罩太紧，就放松一下，或者脱去胸罩；对患侧乳房热敷3～5分钟并做乳房按摩、拍打和抖动。②哺乳时应该注意的问题：首先应在阻塞的一侧乳房进行哺乳，因饥饿的婴儿吸吮力最强，有利于吸通乳腺管；其次是吸吮时让婴儿将乳头和大部分乳晕含吮

在婴儿口内，使之有效的吸吮；三是每次哺乳改变抱
婴姿势，充分地吸空各叶乳腺管；四是哺乳同时按摩
患处乳房；五是频繁的哺乳，将乳汁排空，如果婴儿
因某种原因不肯吸奶可将奶挤出，最后是在喂奶的同
时，要轻轻地按摩乳房的红肿或疼痛的区域。

按摩手法可以采取指揉法、指梳法和点按法。
按摩穴位可以选择：

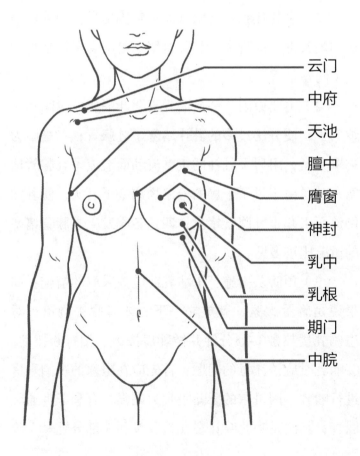

云门

中府

天池

膻中

膺窗

神封

乳中

乳根

期门

中脘

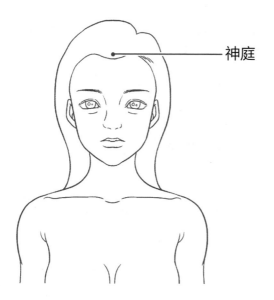

神庭

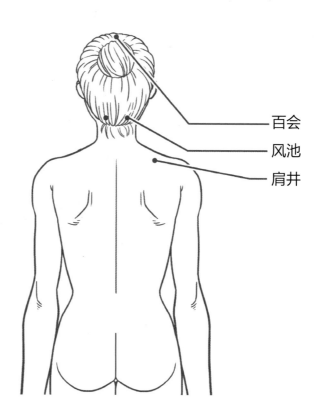

百会

风池

肩井

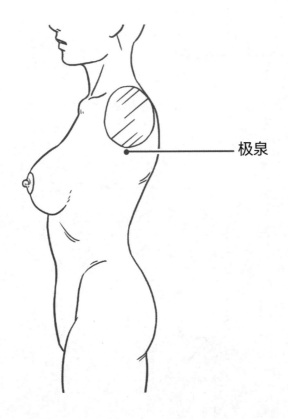

极泉

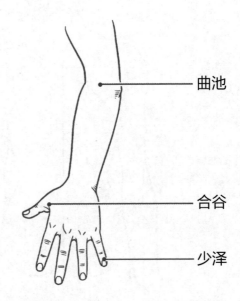

曲池

合谷

少泽

按摩的方法与步骤：

1. 从头的前额开始，五指分开，稍用力从神庭逐渐移到百会，再移到风池穴，重复5~10次。

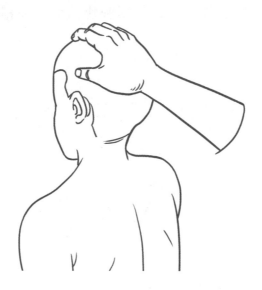

2. 双手拿双侧肩井穴2~3分钟。

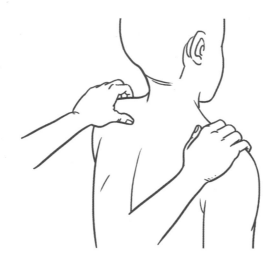

3. 拿湿热毛巾热敷乳房4~5分钟，在乳房上涂麻油，一手托起患侧乳房，另外一只手三指并拢，在乳头和乳晕处轻揉，以引起排乳反射。继续施加指揉、指摩、指梳等方法，直到肿块消失，淤滞的乳汁排出。

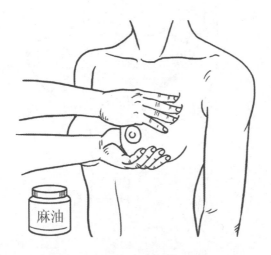

麻油

　　4. 拿捏患侧胸大肌3~5次。

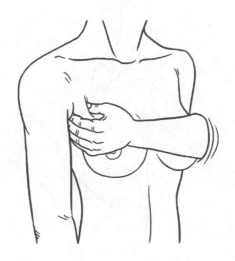

5. 弹拨极泉穴3~5次。

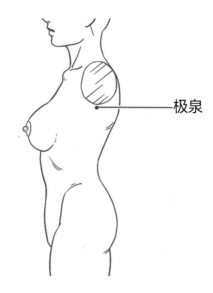

极泉

6. 点按膻中穴5次。

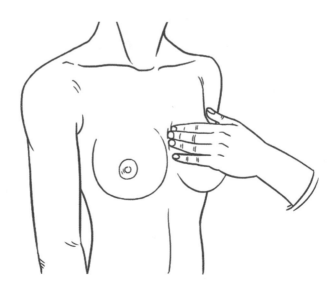

图解按摩催乳

7. 点按乳中穴5次。

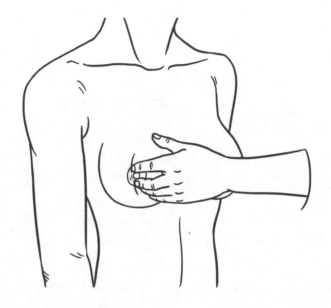

8. 点按乳根穴5次。

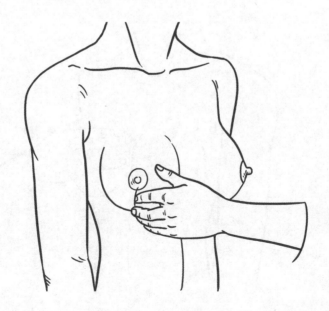

122

9. 点按天池穴5次。

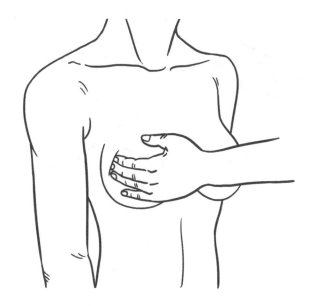

10. 点按膺窗穴5次。

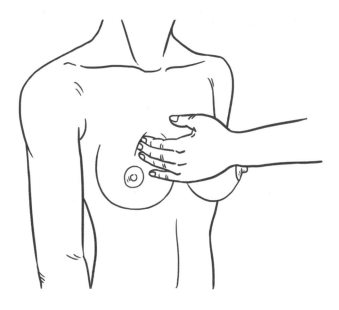

11. 点按神封穴5次。

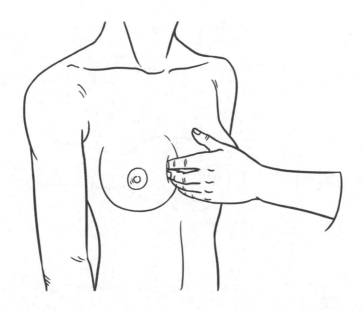

12. 点按曲池穴5次。

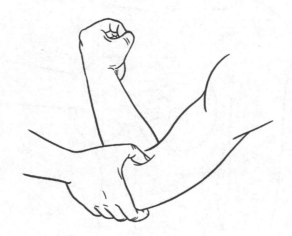

13. 点按合谷穴5次。

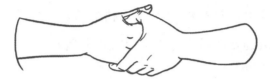

14. 点按少泽穴5次。

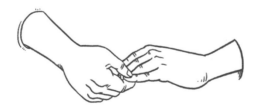

　　饮食上建议宜清淡、减少浓汤，保证新鲜蔬菜和水果的摄入。

通草鲫鱼汤

通草有通乳汁的作用，鲫鱼有消肿利水、通乳的作用，通草、鲫鱼、豆芽共煮制汤菜，具有温中下气、利水通乳的作用。主治妇女产后乳汁不下以及水肿等症。

原料

鲜鲫鱼1尾，黑豆芽30克，通草3克，精盐适量。

制作

（1）将鲫鱼去鳞、腮、内脏，洗净；黑豆芽洗净。

（2）锅置火上，加入适量清水、放入鱼，用文火炖煮15分钟后，加入豆芽、通草、精盐，等鱼熟汤成后，去豆芽、通草，即可食鱼饮汤。

特点

汤鲜美，鱼嫩，清口。

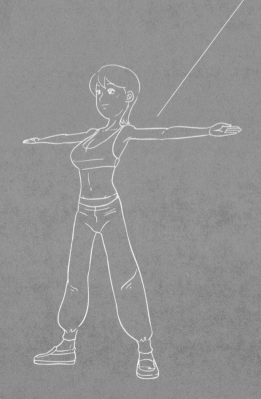

乳房下垂的预防

　　女性在生育后，大都急切地希望能恢复昔日苗条的身材，有不少新妈妈甚至因此在生育后拒绝给宝宝哺乳，理由是怕出现乳房下垂、身材走样等问题。其实，造成身材走样并非母乳喂养所造成，大量补充营养才是造成身材走形的主因。而母乳喂养有促进母亲形体恢复的作用，若能坚持母乳喂养，可把多余的营养提供给宝宝，保持母体供需平衡，并且宝宝的吸吮过程中反射性地促进母亲催产素的分泌，促进母亲子宫的收缩，能使产后子宫早日恢复，有利于消耗掉孕期体内蓄积的多余脂肪。

　　另外还要注意以下事项：

　　1. 每侧乳房的哺乳时间应该保持10~15分钟，并交替哺乳。

　　2. 哺乳时不要让宝宝过度牵拉乳头。

　　3. 每日至少用温水洗乳房2次。

　　4. 选择合适的乳罩。

　　5. 哺乳期不要过长，孩子满10~12个月时，应该断奶。注意断奶时要循序渐进。

　　6. 坚持做扩胸运动。

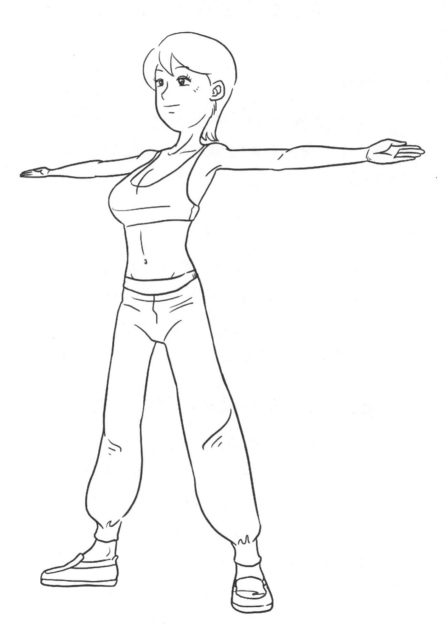

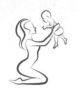

急性乳腺炎的预防

1. 勤于喂食

宝宝有饥饿暗示时，妈妈就要喂奶，2~3小时就要喂食1次，每天至少要刺激8~12次，直到有奶水涌流为止。

2. 保持心情愉快，树立信心

乳汁分泌与神经中枢关系密切，过度紧张、忧虑、愤怒、惊恐等不良精神状态可引起乳汁淤积，也就是中医讲的肝郁气滞造成的积乳。妈妈应尽量保证足够的睡眠和休息，保持心情舒畅。

3. 确保自己的喂食姿势及宝宝的吸吮方式正确

宝宝吸奶时，含的应该是妈妈的乳晕而并非是乳头，而且嘴巴要张得很大，上下嘴唇外翻。另外，宝宝的两颊应该鼓起，并非凹陷；宝宝的下巴应该和妈妈的乳房贴得很近。妈妈听到宝宝喝母乳的声音，应该是吞咽东西的动静，而不是很响的"啧啧"声。不要让宝宝只含到乳头而造成乳头皲裂,以致细菌沿着皲裂的乳头进入乳腺管引起急性乳腺炎。

4. 尽早排空乳房

母亲在每次充分哺乳后应挤净乳房内的余奶。这样做能促进乳汁分泌增多。因为每次哺乳后进行乳房排空能使乳腺导管始终保持通畅,乳汁的分泌排出就不会受阻。乳汁排空后乳房内张力降低,乳房局部血液供应好,也避免了乳导管内过高的压力对乳腺细胞和肌细胞的损伤,从而有利于泌乳和喷乳。

5. 使用全棉材质乳罩

奶水的多少和很多因素相关。妈妈应该做好充分的产后乳房保健工作,避免佩戴化纤面料且过于紧窄的乳罩,尽量选择宽松的全棉材质、不戴有钢托的胸罩,月子里新妈妈的乳汁会时常不经意地流出,加上因乳房有乳汁充盈造成乳房下垂,这时候新妈妈不要戴带有钢托的胸罩,最好戴专门的哺乳胸罩,以防带有钢托的胸罩挤压乳腺管造成局部乳汁淤积引起急性乳腺炎。

6. 双乳交替喂养

在给宝宝哺乳时,左右两侧应该交替进行,在大量乳汁涌出前,每次喂奶都让宝宝吸吮两边乳房,等到奶水充足后,才一次只喂一边乳房,直到宝宝自己松开为止。下次喂奶,由另一边乳房开始。只有这样,才能让宝宝吃到"前奶"和"后奶"。前奶中含较多的蛋白质及水分,而后奶中含有较多脂肪。宝宝只有把前奶和后奶都吸到，才能获得充分的营养。许多妈妈每次喂奶时，每边乳房只让宝宝吃5～10分钟就换。这样就会只让宝宝吃到前奶，没有吃到后奶，宝宝因为没有得到足够的脂肪，所以容易感到饥饿。

7. 避免摄入过多脂肪

哺乳期女性还要注意避免摄食过多导致身体肥胖。一些肥胖女性的乳房看似奶水很多，其实都是脂肪。乳房脂肪过多可不是什么好事，可能会导致乳腺堵塞，乳汁流通不畅。并且对妈妈以后的身材恢复也会有一定的困难。餐饮中尽量把浮油去掉。

8. 要侧睡与仰躺睡交替进行

妈妈禁忌趴着睡，以防止挤压乳房引起乳汁淤积造成急性乳腺炎。

乳腺癌的预防

育龄期妇女的乳腺受卵巢内分泌所控制，一旦卵巢功能受到某种因素的影响，例如情绪不稳定、心情不舒畅、过度劳累、性生活不和谐、生活环境变迁，或者过食含有激素的滋补品和长期使用含有激素成分的化妆品等等，均可影响人体内雌孕激素分泌的比例失调或分泌节律紊乱而引起乳腺组织增生。乳腺增生和乳腺癌可以并存，或者发展为乳腺癌。因此预防乳腺增生非常重要。要做到以下几点：

1. 调整心态，保持乐观舒畅的心情。

2. 多吃海带、橘子、菌类、豆类、酱果类、牡蛎和黑芝麻。

3. 忌喝咖啡、浓茶、烟酒，或吃巧克力及辛辣食品。

4. 忌滥用避孕药及使用含有雌激素的美容化妆品和保健品。

5. 定时乳房按摩。

6. 坚持母乳喂养。

产后瘦身的8个原则

1. 保证每日所需的营养。

2. 补充充足的水分。

3. 预防便秘。

4. 控制甜食。

5. 零食要避免，如果不能避免应尽量选择白天吃。

6. 母乳喂养是最好的减肥办法。

7. 不要暴饮暴食。

8. 科学进补。

《育儿指导》 (七本)

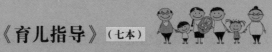

本书由北京大学生育健康研究所专家文晓萍主持编写。

作者30年磨一剑，把她宝贵的儿科临床经验、育儿方法，结合数百位年轻父母所提出的问题，在这里同您悉数分享。

丛书脉络清晰、内容翔实。跨越0～7岁各个年龄段，从处处需要护理的新生儿讲到能够独立行动的小幼儿；谈知识也讲方法，为年轻父母普及喂养知识、注意事项，并给出喂养中各种问题的解决办法，让新父母一册在手，便能轻松应用。

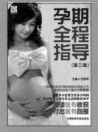

《孕期全程指导》

定价：28.00元

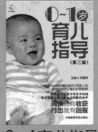

《0～1育儿指导》

定价：28.00元

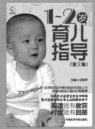

《1～2育儿指导》

定价：25.00元

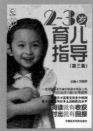

《2～3育儿指导》

定价：25.00元

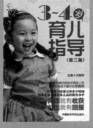

《3～4育儿指导》

定价：25.00元

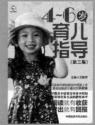

《4～6育儿指导》

定价：28.00元

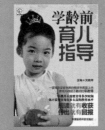

《学龄前育儿指导》

定价：28.00元

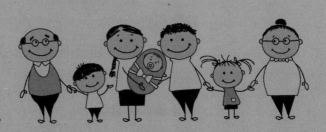